基础医学实验技术教程

主　　编　龙子江　王　艳
副 主 编　高华武　段强军
编写顾问　黄金玲　陈光亮
编　　委（以姓氏笔画为序）
　　　　　云　云　王　浩　王　靓　王朝兰
　　　　　王舒舒　吕　磊　江传玮　宋　睿
　　　　　张道芹　张新芳　邹莹莹　俞丽华
　　　　　洪星辉　夏　丹　鲍　鑫

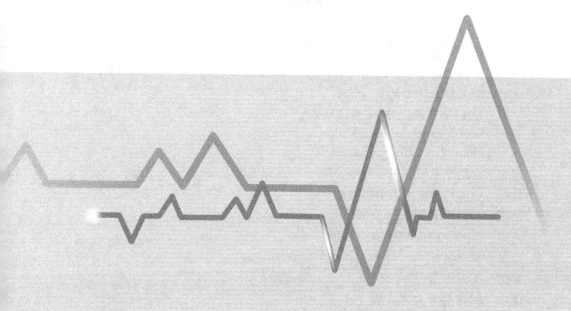

中国科学技术大学出版社

内 容 简 介

　　本教材是结合现代医药学操作技术研究发展要求,为培养医药学专业学生基础操作技能而编写的基础医学实验操作技术教材。本教材分为两篇:上篇为实验操作基础知识,包含实验室生物安全、实验室有关仪器的使用与保养、常见实验动物操作技术、组织病理制片与染色技术、病原微生物实验基本技术、细胞培养技术及现代医学实验技术应用;下篇为基础实验内容,设计了 25 个实际操作实验,学生在教师的指导下通过实践,掌握和熟悉常用仪器的使用方法及实验操作技术,为今后专业课程的实验课和未来进入临床和科研打下坚实的基础。

　　本教材适合医药院校本专科医学和药学专业的学生使用。

图书在版编目(CIP)数据

基础医学实验技术教程/龙子江,王艳主编. —合肥:中国科学技术大学出版社,2017.9(2019.6 重印)

ISBN 978-7-312-04321-5

Ⅰ. 基⋯　Ⅱ. ①龙⋯　②王⋯　Ⅲ. 基础医学—实验—医学院校—教材　Ⅳ. R3-33

中国版本图书馆 CIP 数据核字 (2017) 第 211282 号

出版	中国科学技术大学出版社 安徽省合肥市金寨路 96 号,230026 http://www. press. ustc. edu. cn https://zgkxjsdxcbs. tmall. com
印刷	合肥华苑印刷包装有限公司
发行	中国科学技术大学出版社
经销	全国新华书店
开本	710 mm×1000 mm　1/16
印张	14.25
字数	295 千
版次	2017 年 9 月第 1 版
印次	2019 年 6 月第 2 次印刷
定价	29.00 元

前　　言

　　《基础医学实验技术教程》的编写是基础医学实验教学改革的一次尝试。长期以来,基础医学实验技术始终分散于各基础医学实验教学之中,由于课时量有限,很多基础医学实验技术课因时间有限,基础应用实验技术被忽视,学生在从事医药学工作和实验研究过程中对一些常用的实验技术不了解,严重影响人才培养的质量,且与培养实用型人才和实验教学改革模式不相适应。为了进一步促进基础医学实验教学改革,提高学生的操作技能,本教程将原分散在各基础学科有关的实验内容,从原实验教材中剥离、整合,并结合现代医药学发展的有关实验技术,对医药学学生进行系统的实验技能培养,使其在没有进入专业的实验学科之前就掌握常见的基础实验技能,快速地适应科研和实验操作,为未来的学习和工作打下牢固的基础,为培养实用的、有实验技能的新型人才提供保障。

　　"基础医学实验技术"课程综合了实验动物学、生理学、药理学、病理学、分子生物学、生物学、免疫学等学科的基础实验,并对内容进行重组融合,同时增加了部分现代医学实验技术,是基础医学实验的主干课程。通过基础医学实验技术课程的学习和系统训练,学生能在规定的时间内掌握各种基本实验的基本技术和有关电子仪器的正确使用,熟悉基础医学实验的基本方法,了解各种常见实验仪器和设备,培养其严肃的科学态度、严密的工作方法和严谨的实验研究作风以及创新思维。希望通过本课程的学习,能够增强学生的参与意识,提高学生的组织能力和团结协作精神,培养学生观察、分析、思考和独立解决问题的能力。

　　我们在探索新的基础医学实验教学模式、创新实验教学课程、精选和安排合适的基础医学实验技术内容、研究和使用新的教学方法和手段的基础上,编写了本教材,以适应新形势下的实验教学体系改革的需要,保证新的培养方案的顺利实施。本教材的编写突出了以下特点:① 突出实验技术的实用性和通用性;② 强调实验技术操作要点和规范的实验步骤;③ 展示多学科的基本实验技能的共性和内在联系;④ 体现基础医学技术实验课程的知识性、科学性、系统性。

　　本教材内容的选择、组织和撰写是对实验教学改革的尝试,是在安徽中医药大学各级领导的直接指导和各学科教师的大力支持下完成的。我们希望通过该教材的使用,推动基础医学实验教学的改革,培养更加符合社会需要的实用人才。

编　者

2017 年 5 月

目　　录

上篇　基　础　知　识

下篇　基础实验

上 篇

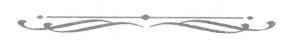

基 础 知 识

第一章 实验室生物安全

医学工作人员长期接触有潜在传染性的血液、粪便、体液等标本,而这些标本往往是各种病原微生物的传播载体,无论是实验人员感染,还是实验室和周围环境的污染,都将对个人或群体产生严重的后果。因此在实验过程中必须高度重视实验室生物安全防护,强化生物安全意识,熟悉生物安全防护有关知识。

第一节 微生物的分类等级

世界卫生组织(WHO)按照微生物的危害对其进行分类:Ⅰ级是指不太可能引起人或动物致病的微生物,无或具有极低的个体和群体危险性。Ⅱ级病原微生物能够对人或动物致病,但对实验室工作人员、社区、牲畜或环境不易导致严重危害。实验室暴露也许会引起严重感染,但对感染有有效的预防和治疗措施,疾病传播有限。个体危险性中等,群体危险性低。Ⅲ级病原微生物能引起人或动物的严重疾病,但一般不会发生感染个体向其他个体的传播,并且对感染有有效的预防和治疗措施。个体危险性高,群体危险性低。Ⅳ级病原微生物能引起人或动物的严重疾病,并且很容易发生个体之间的直接或间接传播,对感染一般没有有效的预防和治疗措施。个体和群体的危险性均高。

我国在《病原微生物实验室生物安全通用准则》中,将病原微生物按危害程度分为四类,其中一类、二类统称为高致病性病原微生物,四类危害程度最低。

第二节 生物安全实验室分级与要求

由于各种病原微生物的危险度等级不同,因此实验室必须达到相应的生物防护等级才能开展有关实验。根据国家标准《实验室生物安全通用要求》《生物安全实验室建设技术规范》以及卫生行业标准《病原微生物实验室生物安全通用准则》，将实验室从生物安全防护的角度共分为四级：一级生物安全防护实验室（BSL-1）为实验室结构设施、安全操作规程、安全设备适用于危险度Ⅰ级的微生物，依据标准操作程序可进行开放性操作，如用于教学的普通微生物实验室即属此类。二级生物安全防护实验室（BSL-2）适用于对人或环境具有中等潜在危害的微生物，即危险度Ⅱ级的病原体，该级别实验室应具备相应级别的生物安全柜。三级生物安全防护实验室（BSL-3）适用于有明显危害、可以通过空气传播的病原微生物（如结核杆菌、伯氏立克次体等），但通常已有预防传染的疫苗存在，该级别实验室除了有严格的一级和二级安全设施要求外，还需具备合适的空气净化系统。四级生物安全防护实验室（BSL-4）适用于对人体具有高度的危险性，通过气溶胶途径传播或传播途径不明，目前尚无有效的用于疫苗或治疗方法的病原微生物及其毒素。BSL-4 实验室必须与其他实验室隔离，并具备特殊的空气和废物处理系统，实验操作须在Ⅲ级生物安全柜内或全身穿戴特制的正压防护服。

　　按照以上界定，临床实验室以及科研实验室可能接触危险度Ⅱ级的病原微生物，通常应达到二级生物安全防护实验室要求。

一、BSL-2 实验室设施要求

　　1. 应为安全运行以及清洁和维护提供充足的空间。

　　2. 实验室的墙壁、天花板和地板应当光滑、易清洁、不渗水以及耐化学品和消毒剂的腐蚀。地板应当是防滑的，同时应当尽可能地避免管线暴露在外。

　　3. 实验台应当密封于墙上，不渗水，并可耐消毒剂、酸、碱、有机溶剂的腐蚀并能适度耐热。

　　4. 在实验室内进行操作时均应保证照明，避免不必要的反光和闪光。

　　5. 实验室内的设备应当摆放稳定，在实验台和其他设备之间及其下面要保证有宽敞的空间以备清洗。

　　6. 应当有足够的存储空间来摆放物品以方便使用，从而预防在实验台和走廊内造成混乱。最好还应当在实验室工作区域外提供其他长期使用的存储空间。

　　7. 应当为安全地操作及存储溶剂、放射性物质、压缩气体和液化气提供足够的空间和设备。

　　8. 在实验室的工作区域外应当有存放外衣和私人物品的设备。

　　9. 每个实验室都应该有洗手池，可能的话应供应自来水，洗手池最好安装在出口处。

　　10. 实验室的窗户和门入口处应安装防媒介昆虫和啮齿动物的纱窗和挡板。

11. 实验室的门应能够自动关闭,有可视窗。

12. 有适当的火灾报警器。

13. 实验室不需要特殊的通风设备。但在计划安装新的设备时,应当考虑要设置通风系统,使空气向内流动而不发生循环。如果没有通风系统,那么实验室窗户应当能够打开,同时要安装防昆虫的纱窗。

14. 应有可靠的动力保证和应急照明设施。

二、BSL-2 实验室设备要求

1. 生物安全柜　各实验室根据实际情况选用合适的 Ⅱ 级生物安全柜。生物安全柜应安装在 BSL-2 实验室内气流流动小,人员走动少,离门和中央空调送风口较远的地方。生物安全柜的周围应有一定的空间,与墙壁至少保持 30 cm 的距离,便于清洁环境卫生。

2. 高压灭菌器　高压灭菌器应选择立式或台式不排气(产生的蒸汽被回收)的,放置在 BSL-2 实验室内,或门外。

3. 洗眼器　应根据实验室的实验活动内容,确定是否需要安装洗眼器。如果需要洗眼器,则应安装在 BSL-2 实验室内靠近出口的地方。

三、BSL-1 与 BSL-2 实验室个人防护要求

1. BSL-1 实验室个人防护要求　工作人员进入实验室应穿工作服,实验操作时应戴手套,必要时佩戴防护眼镜。离开实验室时,工作服必须脱下并留在实验区内。不得穿着进入办公区等清洁区域。用过的工作服应定期消毒。

2. BSL-2 实验室个人防护要求　除符合 BSL-1 的要求外,还应符合下列要求:

进入实验室时,应在工作服外加罩衫或穿防护服,戴帽子、口罩及一次性手套,一次性手套不得清洗和再次使用。当微生物的操作不可能在生物安全柜内进行,而必须采取外部操作时,为防止感染性材料溅出或雾化危害,必须使用面部保护装置(如:护目镜、面罩、个体呼吸保护用品或其他防溅出保护设备)。

四、BSL-2 实验室运行的基本规范

1. 实验室负责人应限制人员进入。未经批准,任何人不得进入实验室工作区域。

2. BSL-2 实验室门上应标有国际通用的生物危害警告标志(图 1)。

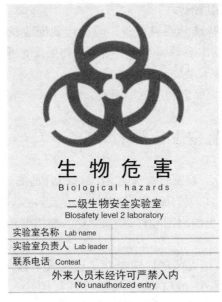

生 物 危 害
Biological hazards
二级生物安全实验室
Biosafety level 2 laboratory

实验室名称 Lab name	
实验室负责人 Lab leader	
联系电话 Conteat	

外来人员未经许可严禁入内
No unauthorized entry

图 1   生物危害标志

第三节   实验室常见生物污染及防范

实验室生物污染的途径包括:空气传播(临床标本中的污染源在空气中传播、微生物气溶胶的吸入)、直接传播(工作中偶然刺伤、割伤,碎玻璃划伤等直接感染)、皮肤黏膜接触(临床标本中的传染源通过破损皮肤黏膜接触造成的感染)、其他不明原因的实验室相关感染等。

为防止生物传染,实验室人员必须提高自身的生物安全意识,认真学习与生物安全相关的各种法规和文件,定期进行生物安全防护知识培训,加强基本技能的培养,严格执行操作规程。实验室管理者应对实验室的风险级别进行分析,尤其对风险级别较高的、接触高危标本概率较大的区域,如微生物和分子生物学室予以高度重视,保护实验室工作人员和环境的安全。

第四节　生物废弃材料的管理

实验室内所有用过的样本、培养物及其他生物性材料等废弃物,严禁未经处理就随意丢弃,应进行相应处理后置于贴有生物危害标志的专用废弃物处理容器内,注意容器的充满量不能超过其设计容量,利器(如针头、小刀、玻璃等)应置于耐扎锐器盒内,存放在指定的安全地方,最后经过高压灭菌或其他无害化处理后才能安全运出实验室;有害气体、气溶胶、污水、废液等均需经无害化处理后经专门管道排放;动物尸体、组织的处置和焚化应符合国家相关要求。处理危险废弃物的人员需经过专业培训,并使用适当的防护设备。

第五节　实验室常用消毒和灭菌技术

消毒和灭菌是保护人员和环境不被病原微生物感染和污染的重要环节。含有病原微生物的废物必须经过消毒或灭菌才能作为普通废物处理;对操作中可能产生的迸溅或泄漏,必须通过消毒灭菌对病原微生物进行杀灭,对操作人员和环境进行保护。

一、消毒与灭菌的定义

消毒是指杀灭或清除传播媒介上的病原微生物,使其达到无害化的处理(不一定能杀灭芽孢)。灭菌是指杀灭或清除传播媒介上所有微生物的处理(包括芽孢)。

二、常用的消毒灭菌方法

1. 干热灭菌法

(1) 焚烧　用火焚烧是一种彻底的灭菌方法,适用于废弃物品或动物尸体等。

(2) 烧灼　直接用火焰灭菌,适用于实验室的金属器械(镊、剪、接种环等)、玻璃试管口和瓶口等的灭菌。

(3) 干烤　在干烤箱内进行,加热至160~170 ℃维持2 h,可杀灭包括芽孢在内的所有微生物。适用于耐高温的玻璃器皿、瓷器、玻质注射器等。

（4）红外线 是波长为 770 nm～1 000 μm 的电磁波,以 1～10 μm 波长的热效应最强。红外线的热效应只能在照射到的表面产生,不能使物体均匀加热,常用于碗、筷等食具的灭菌。

（5）微波 波长为 1～1 000 mm 的电磁波统称为微波,可穿透玻璃、塑料薄膜与陶瓷等物质,但不能穿透金属表面。微波炉的热效应分布不均匀,灭菌效果不可靠,用于非金属器械及食具消毒。

2. 湿热灭菌法

（1）巴氏消毒法 巴氏消毒法由法国化学家巴斯德建立。方法是加热至 61.1～62.8 ℃ 30 min,或者 72 ℃ 15 s,可杀死乳制品的链球菌、沙门菌、布鲁菌等病原菌,但仍保持其中不耐热成分不被破坏,用于乳制品消毒。

（2）煮沸法 在 1 大气压下水的沸点为 100 ℃,细菌繁殖体 5 min 能被杀死,芽孢需 1～2 h 才被杀灭。如果水中加入 2%碳酸氢钠,沸点为 105 ℃,可促进芽孢杀灭,也可防止金属器皿生锈,适合高原地区。常用于食具、剪刀、注射器的消毒。

（3）流通蒸汽消毒法 在 1 大气压下利用 100 ℃ 的水蒸气进行消毒。器械是 Arnold 消毒器或普通蒸笼。15～30 min 可杀灭细菌繁殖体,但不能保证杀灭芽孢。

（4）间歇灭菌法 利用反复多次的流通蒸汽加热,杀灭所有微生物,包括芽孢。方法同流通蒸汽消毒法,但要重复 3 次以上,每次间歇是将要灭菌的物体放到 37 ℃ 孵箱过夜,目的是使芽孢发育成繁殖体。

（5）高压蒸汽灭菌法 可杀灭包括芽孢在内的所有微生物,是灭菌效果最好、应用最广的灭菌方法。在 103.4 kPa(1.05 kg/cm^2)蒸汽压下,温度达到 121.3 ℃,维持 15～20 min。适用于普通培养基、生理盐水、手术器械、玻璃容器及注射器、敷料等物品的灭菌。

3. 辐射杀菌法

（1）紫外线 波长 200～300 nm 的紫外线(包括日光中的紫外线)具有杀菌作用,以 250～260 nm 最强。紫外线可使 DNA 链上相邻的两个胸腺嘧啶共价结合而形成二聚体,阻碍 DNA 正常转录,导致微生物的变异或死亡。一般用于手术室、病房、实验室的空气消毒。

（2）电离辐射 包括 γ 射线、X 射线和加速电子等,对各种微生物均有致死作用,细菌繁殖体对射线比芽孢要敏感。其机制是直接或者通过产生游离基,破坏 DNA 分子的共价键。用于一次性医用塑料制品的批量灭菌。

4. 超声杀菌法 利用不被人耳感受的高于 20 kHz 的超声波,通过水时发生的空腔作用,在液体内造成压力改变。

5. 过滤除菌法 将液体或空气通过含有微细小孔的滤器,只允许小于孔径的物体如液体和空气通过,大于孔径的物体不能通过。常用孔径为 0.22 μm,主要用于一些不耐热的血清、毒素、抗生素、药液、空气等的除菌。

6. 干燥与低温抑菌法 干燥使细菌繁殖体脱水、蛋白质变性和盐类浓缩,从而阻碍细菌的代谢。低温使细菌代谢减缓。

7. 化学消毒灭菌法 化学消毒剂在常用的浓度下,只对细胞的繁殖体有效,对其芽孢则需要提高消毒剂的浓度和延长作用的时间。化学消毒剂通过改变细胞膜通透性、使蛋白变性、改变蛋白与核酸功能发挥消毒作用。常见消毒剂及其应用见附表1。

(1) 浸泡消毒法 消毒剂溶液应将物品全部浸没。对导管类物品,应使管腔内也充满消毒剂溶液。作用至规定时间后,取出,用清水冲净,晾干。根据消毒剂溶液的稳定程度和污染情况,及时更换所用消毒剂溶液。

(2) 擦拭消毒法 用布浸以消毒剂溶液,依次往复擦拭被消毒物品表面。必要时,在作用至规定时间后,用清水擦净以减轻可能引起的腐蚀作用。

(3) 喷雾消毒法 普通喷雾消毒法:用普通喷雾器进行消毒剂溶液喷雾,以使物品表面全部润湿为度,作用至规定时间。喷雾顺序宜先上后下,先左后右。

气溶胶喷雾消毒法:喷雾时,关好门窗,喷距以消毒剂溶液能均匀覆盖在物品表面为度。喷雾结束30~60 min后,打开门窗,散去空气中残留的消毒剂雾粒。

第二章　实验室有关仪器的使用与保养

基础医学实验教学在高校教学中占有重要地位,它不仅是对理论知识的补充,更是培养学生动手能力、逻辑思维、分析问题和解决问题等能力的重要环节。基础医学实验教学涉及生理学、医用化学、生物化学、分子生物学、生物学、病理学、组织胚胎学、微生物学、免疫学、人体寄生虫学、药理学等多个学科,在实验教学中会用到各学科相关仪器,若使用不当将导致实验失败、仪器使用寿命缩短或仪器损坏。因此,在进行操作前应细致地了解各种仪器的使用方法及注意事项,为后续实验操作打下坚实的基础。

第一节　常见仪器的使用与保养

一、玻璃仪器的使用与保养

以玻璃为原料制作出的用于检验分析的器皿称为玻璃仪器。在生物实验中常用玻璃仪器来完成实验研究。玻璃仪器可以根据不同需要加工成不同形状,在实验过程中普遍使用。

(一)玻璃仪器的分类

玻璃仪器品种繁多,用途广泛,形状各异,根据其结构特征和用途一般可分为以下8类(图2):

1. 烧器类　指那些能直接或间接地进行加热的玻璃仪器,如烧杯、烧瓶、试管、锥形瓶、碘量瓶、蒸发皿等。

2. 计量类　指用于准确测量或粗略量取液体容积的玻璃仪器,如量杯、量筒、容量瓶、滴定管、移液管等。

3. 瓶类　指那些用于盛装或贮存固体、液体、气体的容器,如试剂瓶、广口瓶、细口瓶、称量瓶、滴瓶、洗瓶等。

4. 管、棒类 管、棒类玻璃仪器种类繁多,按其用途分有冷凝管、分馏管、离心管、比色管、虹吸管、连接管、调药棒、搅拌棒等。

5. 气体操作使用的仪器 指用于气体发生、收集、贮存、处理、分析、测量等的玻璃仪器,如气体发生器洗气瓶、气体干燥瓶、集气瓶、气体处理装置和气体的分析、测量装置等。

6. 加液器和过滤器类 主要包括各种漏斗及与其配套使用的过滤器具,如漏斗、分液漏斗、布氏漏斗、砂芯漏斗、抽滤瓶等。

7. 标准磨口玻璃仪器类 指那些具有磨口和磨塞的单元组合式玻璃仪器。上述各种玻璃仪器根据不同的应用场合,可以具有标准磨口,也可以具有非标准磨口。

8. 其他类 指除上述各种玻璃仪器之外的一些玻璃制器皿,如酒精灯、干燥器、结晶皿、表面皿、研钵、玻璃阀等。

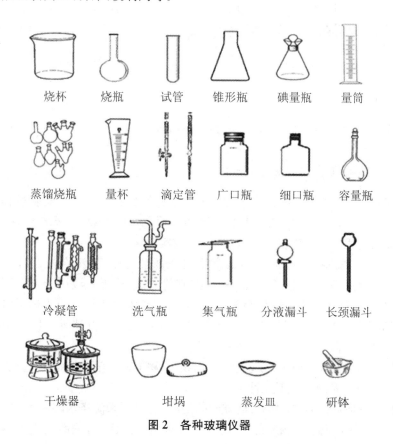

| 烧杯 | 烧瓶 | 试管 | 锥形瓶 | 碘量瓶 | 量筒 |

| 蒸馏烧瓶 | 量杯 | 滴定管 | 广口瓶 | 细口瓶 | 容量瓶 |

| 冷凝管 | 洗气瓶 | 集气瓶 | 分液漏斗 | 长颈漏斗 |

| 干燥器 | 坩埚 | 蒸发皿 | 研钵 |

图 2 各种玻璃仪器

（二）玻璃仪器的配套器材

玻璃仪器的使用离不开必要的配套仪器，即用于组装、连接、固定及夹持的用品或者仪器，主要有玻璃接头、玻璃塞、尾接管、蒸馏头、橡胶塞、铁夹、铁圈、铁架台、漏斗架、坩埚钳等（图3）。

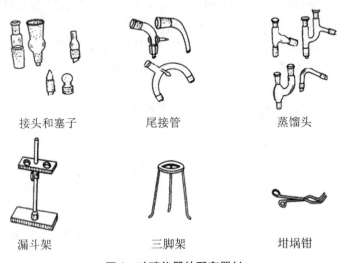

接头和塞子　　　　　　　尾接管　　　　　　　　蒸馏头

漏斗架　　　　　　　　　三脚架　　　　　　　　坩埚钳

图 3　玻璃仪器的配套器材

（三）玻璃仪器的洗涤

在实验中，玻璃仪器洁净与否，是获得准确结果的重要环节。实验过程中所使用的器皿应洁净，其内壁应能被水均匀地润湿而无水的条纹，且不挂水珠，否则在分析实验的过程中会影响实验的准确度，造成实验误差。

1. 洗涤剂的选择　玻璃仪器最常用的洗涤剂有肥皂、洗衣粉、去污粉、洗洁精、洗液、有机溶剂等（见附表2）。肥皂、洗衣粉、去污粉等一般用于可以用刷子直接刷洗的仪器，如锥形瓶、烧杯、量筒、试剂瓶等。洗液多用于不便用刷子清洗的仪器，如滴定管、移液管、容量瓶等。有机溶剂如氯仿、乙醚、汽油等可用于洗涤油脂性污物较多的仪器。

洗涤玻璃仪器时，应根据实验要求、污物的性质及污染程度，合理选用洗涤液。实验室常用的洗涤液有以下几种：

（1）水　是最普通、最廉价、最方便的洗涤液，可用来洗涤水溶性污物。

（2）热肥皂液和合成洗涤剂　是实验室常用的洗涤液，洗涤油脂类污垢效果较好。

（3）铬酸洗涤液　铬酸洗涤液具有强酸性和强氧化性，适用于洗涤有无机物污染和器壁残留少量油污的玻璃仪器。用洗液浸泡被沾污的仪器一段时间,洗涤效果更好。洗涤完毕后,用过的洗涤液要回收在指定的容器中,不可随意乱倒。此洗涤液可重复使用,当其颜色变绿时即为失效。该洗涤液要密闭保存,以防吸水失效。

(4)碱性 $KMnO_4$ 溶液　该洗液能除去油污和其他有机污垢。使用时倒入需要清洗的仪器中,浸泡一会儿后再倒出,但会留下褐色 MnO_2 痕迹,须用盐酸或草酸洗涤液洗去。

(5)有机溶剂　乙醇、乙醚、丙酮、汽油、石油醚等有机溶剂均可用来洗涤油脂性污物较多的容器。但有机溶剂易着火,有的甚至有毒,使用时应注意安全。

(6)特殊洗涤液　一些污物用一般的洗涤液不能除去,可根据污物的性质,采用适当的试剂进行处理。如:硫化物污染可用王水溶解;沾有硫黄时可用 Na_2S 处理;AgCl 污染可用氨水或 $Na_2S_2O_3$ 处理。

一般方法很难洗净的有机物污染,可用乙醇-浓硝酸溶液洗涤。先用乙醇润湿器壁并留下约 2 mL,再向容器内加入 10 mL 浓硝酸静置片刻,立即发生剧烈反应并放出大量的热,反应停止后用水冲洗干净。此过程会产生红棕色的有毒气体 NO_2,必须在通风橱内进行。注意,绝不可事先将乙醇和硝酸混合。

2. 洗涤的一般程序　洗涤玻璃仪器时,通常先用自来水洗涤,不能奏效时再用肥皂液、合成洗涤剂等刷洗。仍不能除去的污物,应采用其他洗涤液洗涤。洗涤完毕后,都要用自来水冲洗干净,此时仪器内壁应不挂水珠,这是玻璃仪器洗干净的标志。必要时再用少量蒸馏水淋洗 2～3 次。

3. 洗涤方法

(1)振荡洗涤　又叫冲洗法,是利用水把可溶性污物溶解而除去。往仪器中注入少量水,用力振荡后倒掉,依次连续清洗数次。

(2)刷洗法　仪器内壁有不易冲洗掉的污物,可用毛刷刷洗。先用水湿润仪器内壁,再用毛刷蘸取少量肥皂液等洗涤液进行刷洗。要选用大小合适的毛刷,不能用力过猛,以免损坏仪器。

(3)浸泡洗涤　对不溶于水、刷洗也不能除掉的污物,可利用洗涤液与污物反应转化成可溶性物质而除去。先把仪器中的水倒尽,再倒入少量洗液,转几圈使仪器内壁全部润湿,再将洗液倒入洗液回收瓶中。倒入洗液后浸泡一段时间效果更好。

(四)玻璃仪器的干燥

实验室中往往需要洁净干燥的玻璃仪器,将玻璃仪器洗涤干净后,要采取合适的方法对玻璃仪器进行干燥,玻璃仪器的干燥一般采取下列几种方法。

1．晾干　不急用的玻璃仪器洗净后，可沥尽水分，倒置于无尘的干燥处，让其自然干燥。

2．烘干　玻璃仪器洗净并沥尽水分后，可置于电烘箱中烘烤，温度控制在105～110 ℃，烘1 h左右。但带有刻度的量器不宜在高温下烘烤，会影响仪器的精度。有盖（塞）的玻璃仪器，如容量瓶、称量瓶等，应去盖（塞）后烘烤。

3．烤干　是通过加热使仪器中的水分迅速蒸发而干燥的方法。加热前先将仪器外壁擦干，然后用小火烘烤。烧杯等放在石棉网上加热，试管用试管夹夹住，在火焰上来回移动，试管口略向下倾斜，直至除去水珠后再将管口向上赶尽水汽。

4．吹干　将仪器倒置沥去水分，用电吹风的热风或气流烘干玻璃仪器。

5．快干（有机溶剂法）　在洗净的仪器内加入少量易挥发且能与水互溶的有机溶剂（如丙酮、乙醇等），转动仪器使仪器内壁湿润后，倒出混合液（回收），晾干或吹干。一些不能加热的仪器（如比色皿等）或急需使用的仪器可用此法干燥。

二、离心机的使用与保养

离心机是利用离心力，分离液体与固体颗粒或液体与液体的混合物中各组分的一种仪器设备。离心机种类很多（图4），按照转速的大小可分为：低速离心机；高速离心机和超高速离心机；按照对温度的要求可分为：普通离心机和冷冻离心机；按照转子的不同分为：水平转子离心机和角转子离心机；按照离心机体积的大小还可以分为：落地式离心机、台式离心机、掌上离心机等。科研试验中用来分离血清、浓缩尿液的离心机为普通离心机，转速一般为5 000 r/min；而用于PCR试验离心的离心机则为高速离心机，转速可达30 000 r/min。

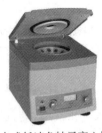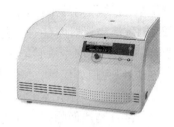

台式低速角转子离心机　　台式高速水平转子离心机　　　　冷冻离心机

图4　离心机

（一）普通离心机工作原理

普通离心机由电动机、转盘、调速器、套管与底座组成，电动机是离心机的主体,常见的是串激电动机,它包括定子和转子两部分。当含有细小颗粒的悬浮液静置不动时,由于重力场的作用悬浮的颗粒逐渐下沉。此外,物质在介质中沉降时还伴随有扩散现象(布朗运动)。扩散程度与物质的质量成反比,颗粒越小扩散越严重。而沉降速度与物体质量成正比,颗粒越大沉降越快。微粒在重力场下移动的速度与微粒的大小、形态和密度有关,并且又与重力场的强度及液体的黏度有关。对几微米或更小的微粒如病毒或蛋白质等,它们在溶液中呈胶体或半胶体状态,仅仅利用重力是不可能观察到沉降过程的。所以离心就是利用离心机转子高速旋转产生的强大的离心力,克服微粒在沉降过程中的扩散作用,加快液体中颗粒的沉降速度,把样品中不同沉降系数和浮力密度的物质分离开。

（二）普通离心机的使用方法

1. 在使用前应认真阅读说明书,并写出操作卡及注意事项。

2. 离心机应放置在水平坚固的地板或平台上,并尽量使机器处于水平位置,以免离心时造成机器震动。

3. 电源开关,按要求装上所需的转头,将预先平衡好的样品放置于转头样品架上(离心筒须与样品同时平衡),关闭机盖。

4. 按功能选择键,设置各项要求:温度、速度、时间、加速度及减速度。按启动键,离心机将执行上述参数进行运作,到预定时间自动关机。

5. 待离心机完全停止转动时打开机盖,取出离心样品,用柔软干净的布擦净转头和机腔内壁,待离心机腔内温度与室温平衡后方可盖上机盖。

6. 清洁和消毒严格按照操作规程做。

（三）离心机的使用注意事项

1. 机体应始终处于水平位置,外接电源系统的电压要匹配,并要有良好的接地线。

2. 开机前检查转头安装是否牢固,机腔内有无异物掉入。

3. 离心机运行时,周围 30 cm 范围内不能有人和危险物品。

4. 离心机运转时不要人为地打开离心机盖子,任何时候都不可开盖使用离心机。

（四）离心机的维护与保养

1. 转头应定期(视使用频率确定)清洗和消毒。清洁消毒时,首先切断电源,然后拧开转头的螺丝,双手将转头垂直拔出,取出套管用消毒液处理。选择适当的消毒液(浸泡或喷洒)处理转头。

2. 已用高压消毒的转头,在清洗后,可在 121 ℃ 消毒 20 min。高压消毒时务必将转头平放,并不受挤压,以免变形。高压消毒时不要超温超时。

3. 擦拭恒温离心机腔时动作要轻,以免损坏机腔内的温度感应器。

4. 每次操作完毕,应做好使用情况记录,并定期对机器各项性能进行检修。

5. 离心机工作过程中若发现异常现象,应立即关闭电源,报请有关技术人员检修。

6. 在离心机工作过程中,操作人员不得离开离心机室,一旦发生异常情况,操作人员不能关电源("POWER"),要按"STOP"。在预冷前要填写好离心机使用记录。

三、电子天平的使用与保养

电子天平是根据电磁力平衡原理,直接称量的,全量程不需砝码(图5)。放上被称量物后,在几秒钟内即达到平衡,显示读数,称量速度快、精度高。因此电子天平具有使用寿命长、性能稳定、操作简便和灵敏度高的特点。此外,电子天平还具有自动校正、自动去皮、超载指示、故障报警等功能以及质量电信号输出功能,有的可与打印机、计算机联用,进一步扩展其功能,如统计称量的最大值、最小值、平均值及标准偏差等。由于电子天平具有机械天平无法比拟的优点,故越来越广泛地应用于各个领域。

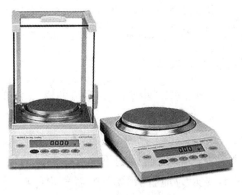

图5 电子天平

(一)电子天平的工作原理

电子天平主要由称盘、传感器、位置检测器、功率放大器、PID 调节器、低通滤波器、模数(A/D)转换器、微处理器、显示器以及机壳和底脚等构成。其中传感器为电子天平的核心组件,常用的是电磁力传感式电子天平。物体加载在称盘上使得杠杆下沉偏离零位,位置传感器采集由称盘上所放置物体引起的杠杆位置变化数据,将其转化成电信号并经放大器加在线圈上做切割线圈运动。根据电磁力平衡原理,通电导体在磁场中做切割磁力线运动将产生电磁力,该电磁力与被称物体重力大小相等,方向相反。而线圈中的电流强度与电磁力成对应关系。采集该电流信号,经过滤波后,经 A/D 转换和微处理器处理就可以在显示器上显示出称盘上物体的质量。

(二)电子天平的工作环境

电子天平设计合理,在一般条件的实验室和工作间即可获得可靠的称量结果。但选择正确的安放环境能够提高工作效率和测量结果的准确性。天平应安放在清洁、干燥、无腐蚀的稳固表面,远离震动和气流波动较大的环境。应当注意,天平工作的环境温度变化不能太大。精密度越高的电子天平对环境要求越高,使用环境温度平均波动不得超过 5 ℃/h,温度界限范围为(20±5)℃。

(三)电子天平的使用方法

1. 水平调节 观察水平仪,如水平仪水泡偏移,需调整水平调节脚,使水泡位于水平仪中心。

2. 预热 接通电源,预热至规定时间后,开启显示器进行操作。

3. 开启显示器 轻按"ON"键,显示器全亮,约 2 s 后,显示天平的型号,然后是称量模式 0.000 0 g。读数时应关上天平门。

4. 天平基本模式的选定 天平通常为"通常情况"模式,并具有断电记忆功能。使用时若改为其他模式,使用后一经按"OFF"键,天平即恢复通常情况模式。称量单位的设置等可按说明书进行操作。

5. 校准 天平安装后,第一次使用前,应对天平进行校准。因存放时间较长、位置移动、环境变化或未获得精确测量,天平在使用前一般都应进行校准操作。

6. 称量 按"TAR"键,显示为零后,置被称量物于称盘上,待数字稳定即显示器左下角的"0"标志消失后,即可读出被称量物的质量值。

7. 去皮称量 按"TAR"键清零,置容器于称盘上,天平显示容器质量,再按"TAR"键,显示零,即去除皮重。再置被称量物于容器中,或将被称量物(粉末状物或液体)逐步加入容器中直至达到所需质量,待显示器左下角"0"消失,这时显示的是称量物的净质量。将称盘上的所有物品拿开后,天平显示负值,按"TAR"键,天平显示 0.000 0 g。若称量过程中称盘上的总质量超过最大载荷(FA1604 型电子天平为 160 g),天平仅显示上部线段,此时应立即减小载荷。

8. 称量结束后 若较短时间内还使用天平(或其他人还使用天平)一般不用

按"OFF"键关闭显示器。实验全部结束后,关闭显示器,切断电源,若短时间内(例如2 h内)还使用天平,可不必切断电源,再次使用时可省去预热时间。

(四)电子天平的维护与保养

1. 将天平置于稳定的工作台上避免震动、气流经过及阳光照射。

2. 在使用前调整水平仪气泡至中间位置。

3. 电子天平应按说明书的要求进行预热。

4. 称量易挥发和具有腐蚀性的物品时,要盛放在密闭的容器中,以免腐蚀和损坏电子天平。

5. 经常对电子天平进行自校或定期外校,保证其处于最佳状态。

6. 如果电子天平出现故障应及时检修,不可"带病"工作。

7. 操作天平不可过载使用,以免损坏天平,最好先在普通天平称重,再用电子天平称量。

8. 若长期不用电子天平,应暂时收藏为好。

四、pH计的使用与保养

pH计,又叫酸度计,是实验室中用来测定溶液的 H^+ 浓度/酸碱度的仪器(图6)。很多化学反应和实验条件都受溶液酸碱特性的影响,对酸碱条件要求不高的实验,溶液的酸碱度可以用pH试纸来测量,但对酸碱条件要求高、pH对测定结果的准确性有影响的实验,需要用酸度计来测量。现代酸度计具有结构简单、操作方便、测量准确和自动化程度高的优点。

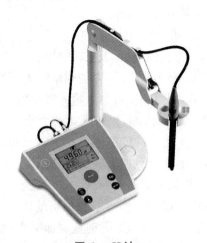

图6 pH计

（一）pH 计的构造和工作原理

pH 计属于电化学分析仪器,由电极和电计两部分组成。电极部分是基于化学原电池的原理设计而成的,由测量电极和参比电极组成,其中测量电极能对被测离子有响应,电极电位随离子浓度变化而变化,而参比电极对任何离子无响应,电极电位对离子浓度变化保持不变。酸度计用的测量电极(指示电极)为玻璃膜氢离子选择电极,对 H^+ 变化敏感,专门检测溶液中 H^+ 浓度的变化,内有金属内参比电极（Ag—AgCl）和内参比液;参比电极(外参比电极)与被测离子浓度无关,提供不变的参考电位的电极,甘汞电极由 Hg_2Cl_2—Hg_2 和外参比液饱和 KCl 溶液组成,其中 KCl 溶液测量时要保证渗出,使盐桥畅通。

pH 计基于电位分析法的原理测量 H^+ 浓度。电位分析法是根据测量化学原电池的电极电位,用能斯特方程求得溶液中待测离子的浓度。所谓化学原电池是一种借助氧化还原反应将化学能转变为电能的装置,由正负两个电极组成,中间由 KCl 盐桥沟通电路,当用导线将原电池的两极连接起来时,便产生了电流,通过测量两电极之间的电极电位,代入能斯特方程式,即可求得溶液中的 H^+ 浓度。

（二）pH 计的工作环境

pH 计作为一种计量器具,必须定期进行检定以保证其计量性能准确可靠,同时也只有正确地使用,才能确保得到准确的检测数据。在长时间的使用之后,为确保其准确可靠,必须采用标定的方法对其准确度进行确定。其校准方法一般采用两点校准法,即选择两种标准缓冲液:第一种是 pH 7 标准缓冲液,第二种是 pH 9 标准缓冲液或 pH 4 标准缓冲液。先用 pH 7 标准缓冲液对电极进行定位,再根据待测溶液的酸碱性选择第二种标准缓冲液。如果待测溶液呈酸性,则选择 pH 4 标准缓冲液;如果待测溶液呈碱性,则选择 pH 9 标准缓冲液。

其次,在校准前应特别注意环境温度和待测溶液的温度。以便正确选择标准缓冲液,并调节电极面板上的温度补偿旋钮,使其与待测溶液温度一致,不同温度条件下,标准缓冲液的 pH 不同。

（三）pH 计的使用方法

1. 开机　接通电源,打开开关,预热 15 min。

2. 校准仪器　第一次使用仪器或更换新电极,必须进行校准。日常使用中,如果使用频率较高,建议每周校准一次。如果频率不高,建议每次使用前校准一次。这样测得的数据将很精确。

3. pH 测量　用温度计测量待测溶液的温度值;调节仪器面板上的温度旋转

钮,使旋钮上的刻度线对准待测溶液的温度值;将电极置入待测液中,稍稍晃动,待显示稳定后读出数值,测量完毕。

4. mv 的测量   如果需要使用 pH 复合电极测量 mv 值(氧化还原电位,ORP),只需将仪器后面板的 pH/mv 转换开关置于 mv 档即可。

5. 测量完毕   将电极冲洗干净,放入电极保护液中,关闭电源。

（四）pH 计电极的维护与保养

1. 保持仪器输入端插口的清洁,不使用时应将短接线接入,以防止灰尘进入。

2. 玻璃电极的玻璃球泡玻璃膜极薄,容易破碎,切忌与硬物相接触,对于非复合电极,安装时一定要使甘汞电极长出玻璃电极的球泡头部,以使球泡不会碰到杯底。

3. 短时间测量时,一般预热不短于 5 min;长时间测量时,最好预热在 20 min 以上,以便获得较好的稳定性。

4. pH 电极内部的 KCl 溶液保持在 2/3 左右,且内部 KCl 溶液必须保持饱和状态。

5. 测量时必须注意控制溶液的温度变化,如果温度偏移较大(± 5 ℃)但较稳定,可用 pH 计面板上的温度补偿器来调节。

6. 玻璃电极球泡受污染可能会使电极响应时间加长。可用 CCl_4 或皂液擦去污物,然后浸入蒸馏水一昼夜后继续使用。污染严重时,可用 5%HF 溶液浸 10～20 min,立即用水冲洗干净,然后浸入 0.1 mol/L HCl 溶液一昼夜后再继续使用。

五、水浴锅的使用与保养

恒温水浴锅广泛应用于干燥、浓缩、蒸馏、浸渍化学试剂、浸渍药品和生物制剂,也可用于水浴恒温加热和其他温度试验,其表面采用静电喷涂工艺,内胆、上盖均采用不锈钢板制作,抗腐蚀,可选择指针或数显控温,控温精度高,性能稳定(图 7)。

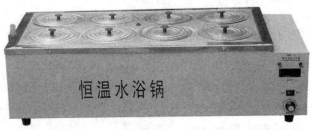

图 7   水浴锅

（一）使用方法

1. 使用时加入温水能缩短加热时间和节约用电。

2. 打开电源开关，电源指示灯亮表示电源接通。

3. 将仪表设定到所需要的温度，加热指示灯亮表示电热管的电源接通加热，当温度表上的温度到达所需使用的温度时，稍待数分钟后，即可自动恒温控制。

4. 恒温控制器的刻度，仅作温度对照指示。

（二）注意事项

1. 在未加水之前，切勿打开电源，以防电热管热丝烧毁。

2. 水浴锅外壳必须有效接地。

3. 非必要时请勿拆开右侧的插板以确保安全。

（三）维护与修理

1. 使用完毕应将电源关闭。

2. 水浴锅内外应经常保持整洁。

3. 如遇恒温控制失灵，说明控制器上的传感器失灵，调换后即可使用。

4. 如发现指示灯不亮，先将电源关断，拔下插头将右侧插板拆开，如保险丝或指示灯泡损坏，可用同规格的更换之。

六、紫外分光光度计的使用与保养

（一）紫外分光光度计的工作原理

1. 构造　紫外分光光度计由光源灯、滤光片、球面反射镜、入射狭缝、保护玻璃、平面反射镜、准直镜、光栅、保护玻璃、出射狭缝、聚光镜、试样室、光门、光电管等部件组成（图8）。

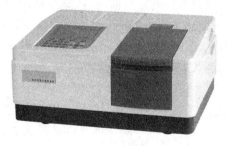

图8　紫外分光光度计

2. 基本工作原理　利用一定频率的紫外-可见光照射被分析的有机物质,引起分子中价电子的跃迁,它将有选择地被吸收。一组吸收随波长而变化的光谱,反映了试样的特征。在紫外-可见光光谱的范围内(即光谱波长 190~750 nm),对于一个特定的波长,吸收的程度正比于试样中该成分的浓度,因此测量光谱可以进行定性分析,而且与已知浓度标样的吸光度比较,还能进行定量分析。

(二) 紫外分光光度计的工作环境

1. 温度和湿度是影响紫外可见分光光度计性能的重要因素。它们可以引起机械部件的锈蚀,使金属镜面的光洁度下降,引起 pH 溶解氧仪部分的误差或性能下降;造成光学部件如光栅、反射镜、聚光镜等的铝膜锈蚀,产生光能不足、杂散光、噪声等问题,甚至使仪器停止工作,从而影响仪器寿命。维护保养时应定期加以校正。应配备四季恒湿的仪器室,配置恒温设备,特别是在湿度较大的季节。

2. 环境中的尘埃和腐蚀性气体也会影响机械系统的灵活性,降低各种限位开关、按键、光电耦合器的可靠性,也是造成各部件铝膜锈蚀的原因之一。因此必须定期清洁,保障环境和仪器室内卫生条件,防尘等。

3. 紫外可见分光光度计使用一定周期后,内部会积累一定量的尘埃,最好由维修工程师或在工程师指导下,定期开启仪器外罩对内部进行除尘工作,同时将各发热元件的散热器重新紧固,对光学盒的密封窗口进行清洁,必要时对光路进行校准,对机械部分进行清洁和必要的润滑,最后恢复原状,再进行一些必要的检测、调校与记录。

(三) 紫外分光光度计的使用方法

1. 插上电源,打开开关,打开试样室盖,按“A/T/C/F”键,选择“T%”状态,选择测量所需波长,预热 30 min。

2. 开始测量时要先调节仪器的零点,方法为:保持在“T%”状态,当关上试样室盖时,按“100%”键,屏幕显示“100.0”。打开试样室盖,按“0%”键,屏幕显示“000.0”,重复 2~3 次,仪器本身的零点即调好,就可以开始测量工作了。

3. 用参比液润洗一个比色皿,装样到比色皿的 3/4 处(必须确保光路通过被测样品中心),用吸水纸吸干比色皿外部所沾的液体,将比色皿的光面对准光路放入比色皿架,用同样的方法将所测样品装到其余的比色皿中并放入比色皿架中。

4. 将装有参比液的比色皿拉入光路,关上试样室盖,按“A/T/C/F”键,调到“Abs”,屏幕应会显示“0.000”,将其余测试样品一一拉入光路,记下测量数值即可(不可用力拉动拉杆)。

5.测量完毕后,将比色皿清洗干净(最好用乙醇清洗),擦干,放回盒子,关上开关,拔下电源,罩上仪器罩,并打扫卫生,完成后才可离开。

（四）紫外分光光度计的维护与保养

1.为了延长光源的使用寿命,在使用时应尽量减少开关次数,短时间工作间隔内可以不关灯。

2.要经常更换单色器盒的干燥剂,防止色散元件受潮生霉。

3.正确使用吸收池,保护吸收池光学面,在洗涤吸收池时,对光的两侧不要用布擦,可用纸吸。

4.电压波动较大时,要配备有过压保护的稳压器。

5.停止工作时,必须切断电源,盖上防尘罩。

6.定期对分光光度计进行校验(包括波长准确度、透射比正确度、稳定度)。

七、电泳仪的使用与保养

电泳仪是为电泳技术提供电源的装置(图9)。它和电泳槽配合成一体,是用于血清学诊断和分子生物诊断技术的必不可少的设备,如对流免疫电泳、圆盘电泳、火箭电泳、聚丙烯酰胺凝胶电泳和琼脂糖电泳等。目前使用的电泳仪主要有稳压电泳仪、稳压稳流电泳仪、直接电泳仪和高压电泳仪等。电泳仪一般工作电压在600 V,工作电流为100 mA,可用于对流免疫电泳、圆盘电泳、火箭电泳和聚丙烯酰胺凝胶电泳。

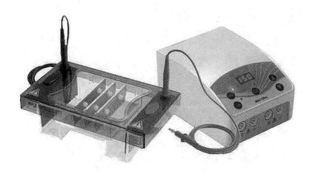

图9　电泳仪和电泳槽

（一）电泳仪的调试和使用

对于新购入的电泳仪,首先应认真阅读使用说明书。接通电源开关,检查电压表指针和电流表指针是否在"0"的位置。如偏移,可用调谐旋扭慢慢调整。也有的电泳仪的电压、电流强度在显示盘上直接显示。

现将使用过程序介绍如下:

1. 选择工作状态,如"稳压""稳流"等。

2. 选择工作量程,如"电压 0～100 V 或 100～200 V"等。

3. 接通电源,观察电流是否有指示。若没有则应检查是否接触不良。

4. 观察电流或电压是否达到设定值。

(二)电泳仪使用注意事项

1. 电泳仪应放置在干燥、通风的地方,以免受潮,引起短路或失灵。

2. 电泳仪工作时,不能触摸缓冲液,以免造成危险。

3. 电泳时,正负极必须接正确,否则电泳区带会朝相反的方向迁移。

4. 在做转移电泳时,应注意电泳仪的通风散热。避免由于使用时间过长造成某些部件烧坏,可用电风扇进行散热(有的电泳仪配有风扇)。

5. 电泳时应该常检查电压和电流的稳定性,电压或电流不稳定将影响试验结果。同时检查电泳槽的缓冲液是否有泄漏现象,如发现应及时补加缓冲液。

(三)电泳仪的保养

电泳仪为一种较精密的试验仪器,应注意防尘,以免影响精确度,一般不用时应加盖防尘。

八、显微镜的使用与保养

(一)普通光学显微镜

1. 普通光学显微镜的结构

显微镜按其用途分为普通光学显微镜,荧光显微镜,电子显微镜。普通光学显微镜的物镜有低倍镜、高倍镜、油镜三种,放大倍数依次增高:

(1)低倍镜　镜头标志为 10× 或 10/0.25,镜头最短,其上常刻有黄色环圈。

(2)高倍镜　镜头标志为 40× 或 40/0.65,镜头较长,其上常刻有蓝色环圈。

(3)油镜　镜头标志为 100× 或 100/1.30,镜头最长,其上常刻有白色环圈,或"oil"字样。

光学显微镜是观察细胞形态最常用的一种仪器,其构造分为机械部分和光学部分,机械部分包括:镜座、镜臂、载物台、镜筒、转换器、调焦装置等;光学部分包括：物镜、目镜、反光镜、聚光器、光圈等（图10、图11）。

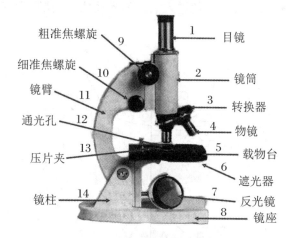

粗准焦螺旋　9
细准焦螺旋　10
镜臂　11
通光孔　12
压片夹　13
镜柱　14

1　目镜
2　镜筒
3　转换器
4　物镜
5　载物台
6　遮光器
7　反光镜
8　镜座

图 10　自然光源单目显微镜

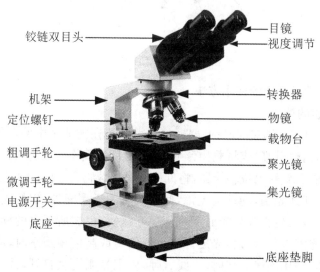

铰链双目头
机架
定位螺钉
粗调手轮
微调手轮
电源开关
底座

目镜
视度调节
转换器
物镜
载物台
聚光镜
集光镜

底座垫脚

图 11　双目电光源显微镜

2. 普通光学显微镜的工作原理

显微镜和放大镜起着同样的作用，就是把近处的微小物体呈一放大的像，以供人眼观察。与放大镜相比，显微镜具有更高的放大率，可根据物镜的放大倍数调控物体的放大效果。

油镜的放大倍数高而透镜很小，自标本片透过的光线，因玻片和空气的折光率不同（玻璃 $n = 1.52$，空气 $n = 1.0$），部分光线经载玻片进入空气后发生折射，不能进入物镜,致使射入光线较少,物像不清晰。在油镜和载玻片之间滴加折光率与玻璃相近的香柏油($n=1.515$),则使进入油镜的光线增多,视野光亮度增强,物像清晰(图12)。

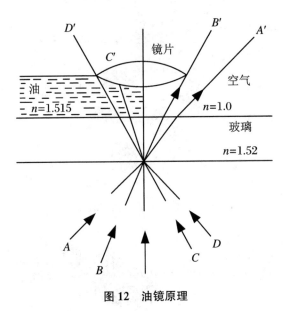

图12　油镜原理

3. 普通光学显微镜的使用方法

(1) 低倍镜的使用

① 准备。使用显微镜时必须端坐,将显微镜放在胸前正中偏左的位置。转动粗调节器,将镜筒略升高(或将载物台下降)使物镜与载物台距离拉开,以免物镜与载物台相碰。然后旋转物镜转换器,将低倍镜对准载物台中间的通光孔。

② 对光。打开光圈,转动反光镜,使光线集中于聚光器(以灯光为光源时,使用凹面反光镜,以自然光为光源时用平面反光镜)。根据所观察的标本,通过升降聚光器和缩放光圈以获得最佳光度。当用低倍镜或高倍镜观察时,应适当缩小光圈,下降聚光器;当用油镜观察时,光线宜强,应把光圈完全打开,并将聚光器上升到最高位置。

③ 低倍镜调焦。将待观察的标本置载物台上,用弹簧夹和推进器固定,将待检部位移至视野正中央,上升载物台至不能升高为止。用左眼观察目镜,缓慢调节粗调节器,使载物台下降,待看到模糊的图像时,再调节细调节器,直至看到清晰的图像为止。

(2) 高倍镜的使用

① 按照上述步骤,先用低倍镜找到清晰物像。

② 将需要进一步观察的部分移动至视野中央,旋转物镜转换器换至高倍镜。同时微微转动细调节,直至视野内看到清晰物像。

(3) 油镜的使用

① 从低倍镜到高倍镜的操作步骤找到物像并调至清晰之后,把需观察部分移至视野正中。

② 转开物镜头,在玻片的标本上滴加1滴香柏油,将油镜头转换至中央,缓慢调节粗调节器,使镜头浸入油中,当油镜头几乎接触玻片时停止转动(从侧面观察),边观察目镜边轻轻转动粗调节器(此时只能上升镜头,不能下降,防止压坏玻片及损坏物镜),待看到模糊物像时改调细调节器,直至找到清晰物像。

③ 油镜使用完毕后,将镜头上升并转向一侧,用擦镜纸蘸少许二甲苯轻轻擦拭镜头,然后再用干净的擦镜纸擦一遍。同时用擦镜纸蘸少许二甲苯把有盖玻片的标本表面擦干净。无盖玻片的标本采用拉纸法擦拭。

镜检时应将标本按一定方向呈"弓"形移动,直至整个标本观察完毕,以防漏检。观察时应将两只眼睛同时睁开,左眼观察,右眼用于绘图或记录。

4. 显微镜的维护与保养

(1) 显微镜是精密光学仪器,在搬放时应右手紧握镜臂,左手稳托镜座,平端在胸前,轻拿轻放。

(2) 显微镜放到实验台上时,先放镜座的一端,再缓慢地将镜座全部放稳,切不可使镜座全面同时与台面接触,这样震动过大,透镜和微调节器的装置易损坏。

(3) 避免强酸、强碱、氯仿、乙醚、酒精等化学药品与显微镜接触,避免日光直射,显微镜须经常保持清洁,勿使油污和灰尘附着。

(4) 目镜和物镜不要随便卸下,必须抽取目镜时,须将镜筒上口用布遮盖,避免灰尘落入镜筒内。更换物镜时,卸下后应倒置在清洁的台面上,并随即装入木箱内置放物镜的管内。

(5) 细调节器是显微镜最精细而脆弱的部分,不要向一个方向连续转动数周。

(6) 镜头必须保持清洁,油镜使用完后应立即用擦镜纸拭去香柏油。若油镜镜头上的油迹未擦干净,应先将1:1的醇醚混合液或二甲苯滴在擦镜纸上擦拭镜头,再用干净擦镜纸将镜头上残留的醇醚混合液或二甲苯擦净。

(7) 显微镜擦净后,取下标本片,下降聚光器,再将物镜转成"品"字形,送至显微镜室放入镜箱内。

(二) 倒置显微镜

倒置显微镜的组成和普通显微镜一样,只不过物镜与照明系统颠倒,前者在载

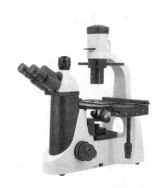

图 13 倒置显微镜

物台之下,后者在载物台之上,用于观察培养的活细胞,具有相差物镜(图 13)。

1. 操作规程

(1) 接通电路,开启开关。

(2) 数秒钟后,调节灯的强度至合适亮度。

(3) 转动载物台,将观察的物品置于光路之中,转动粗准焦螺旋和细准焦螺旋至物像清晰即可。

(4) 使用后,将灯的亮度调至最小。

(5) 关闭开关,拔下电源插座,套上防尘罩。

(6) 仪器放回原始存放处,并在实验仪器使用记录本上登记。

2. 注意事项

(1) 显微镜安放在坚固平坦的桌面或工作台上,不要在有阳光直射、高温或高湿、多尘以及容易受到强烈振动的地方使用显微镜。

(2) 移动显微镜时,一定要抓住观察筒延长筒的根部和照明柱,并且要保持垂直,移动过程中不要倾斜,以免损伤桌面或显微镜。

(3) 组织培养液或水溅到载物台上、物镜上或显微镜镜架上可能会损伤设备。如果溅上,应该立即从插座上拔下电源线,擦去溅出液或水。

(4) 一定要轻柔转动光强调节钮,不要试图将旋钮转过终点位置。使用后一定要先将灯的强度调至最小再关电源。

(5) 使用时间不可过长,当灯发热到烫手时,应停止使用。

(6) 由于光源灯泡是 LED,故不可频繁开关。

(7) 操作时要小心,并避免突然和剧烈地震动。

(8) 出现故障请及时报告实验室负责人,不可自行拆卸处理。

3. 维护和保养

(1) 清洁各种玻璃部件时,用纱布轻轻擦拭,除掉指纹或油渍,要用少量的乙醚(70%)和酒精(30%)混合溶液沾湿纱布擦拭。

(2) 不要使用有机溶剂擦拭显微镜的非光学部件,如果要清洁这些部件,请使用一块无毛柔软的布沾少量中性清洁剂擦拭。

(3) 不要把任何液体溅到显微镜上,如果溅上,应该立即将主开关拨到"O",拔下电源线,然后擦去溅到物镜上或物镜下的任何液体。

(4) 如果没有安装物镜,一定要盖上物镜转换器上的物镜安装螺孔,以免灰尘和溅出的组织培养液经螺孔进入透镜内部。

(5) 不要拆开显微镜的任何部分,这会导致性能降低或功能失灵。

（6）不使用显微镜时，请使用防尘罩盖上显微镜，盖上显微镜前，一定要等待灯座充分冷却。

（7）在显微镜附近使用能辐射出紫外线的设备可能会使显微镜表面有色部分（黄色）脱色，应避免显微镜与其直接接触。

（三）荧光显微镜

荧光必须具备以下两个条件：① 物质分子（或所特异性结合的荧光染料）必须具有可吸收能量的生色团；② 该物质还必须具有一定的量子产率和适宜的环境（如溶剂、pH、温度等）。荧光显微术是利用荧光显微镜对可发荧光的物质进行观测的一种实验技术。某些物质在一定短波长的光（如紫外光）的照射下吸收光能进入激发态，从激发态回到基态时，就能在极短的时间内放射出比照射光波长更长的光（如可见光），在视场中所观察到的图像，主要是样品的荧光映像（图14）。

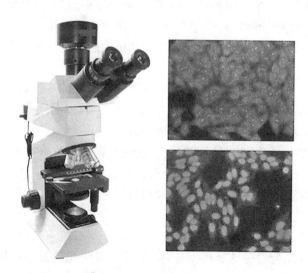

图14 荧光显微镜

1. 开机
（1）打开房间总电源开关。
（2）打开电脑电源开关。
（3）打开数码相机电源开关。
（4）打开显微镜电源开关（打开汞灯电源开关）。

2. 调试显微镜光路
（1）把载玻片放到载物台上，调节聚焦。
（2）根据物镜指数乘0.8确定聚光镜光圈值，调整到位。

（3）将视场光阑缩小，然后调节聚光镜高度，直到从目镜中观察到视场光阑的清晰成像。

（4）放大视场光阑，使其在目镜中的黑框扩展到视野以外。

3. 调试数码相机拍摄照片

（1）在显微镜取景器中对好视野及焦距。

（2）打开采集窗口程序。

（3）点击"文件—自动…"调出相机控制窗口。

（4）ZOOM 定为77。拍摄图片像素为 1024×840。

（5）在相机控制窗口上点"preview"，观察预览图像的亮度。选择适当的曝光时间使预览图片的亮度合适。

（6）点拍摄按钮进行拍摄，等待几秒钟后图片传回电脑并保存。

（7）继续拍摄下一张照片。

（8）结束拍摄后，先关闭相机控制按钮，再保存拍摄条件到默认值。

（9）保存刚拍摄的照片到指定文件夹中，保存后要关闭照片。

（10）保存并关闭全部照片后重新打开相机控制窗口继续拍摄。

4. 荧光显微镜的注意事项

（1）不要污染物镜镜头。一旦污染，先用擦镜纸擦除一遍，再用显微镜专用擦洗液擦洗，最后用擦镜纸再擦一遍。使用油镜镜头后，以同样方法擦洗。

（2）关闭显微镜电源前，先把光源调到最低。

（3）用过荧光镜后，注意清洁载物台，防止有害有毒致癌物污染。

（4）结束工作，关闭所有电源，清洁工作台和房间。

（5）如发现漏电和其他故障，应及时报告。

5. 荧光显微镜的维护

（1）初次使用者事先要经过培训。

（2）该镜可作为明视场显微镜使用，也可作为荧光显微镜使用，可根据需要，做相应的附件连接，开启相应的电源。禁止乱调设置，以免影响他人正常使用。

（3）使用结束后应该关闭并切断电源，将保护罩套上。

九、恒温培养箱的使用与保养

恒温培养箱又称隔水式电热细胞（真菌）培养箱，供医疗卫生、医药工业、生物化学、工业生产及农业科学等科研部门作细菌培养、育种、发酵及其他恒温试验用（图15）。

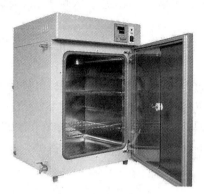

图 15 恒温培养箱

（一）恒温培养箱的使用

1. 开机 把电源开关拨至"1"处,此时电源指示灯亮,控温仪上有数字显示。

2. 温度设定

（1）当所需加热温度与设定温度相同时不需重新设定,反之则需重新设定。先按控温仪的功能键"SET"进入温度设定状态,SV 设定显示一闪一闪,再按移位键"◢"配合加键"△"或减键"▽"进行设定,设定结束需按功能键"SET"确认。

（2）如需设定为 37 ℃,原设定 26.5 ℃,先按功能键"SET",再按移位键"◢",将光标移至显示器十位数字上,然后按"△",使十位数字从"2"升至为"3",十位数设定后,移动光标依次设定个位和分位数字,使设定温度显示为 37 ℃,按功能键"SET"确认,温度设定结束。

（3）上限跟踪报警设定。产品出厂前已设定高 10 ℃,一般不要进行设定。如需重新设定按功能键"SET"5 s,仪表进入上限跟踪报警设定状态"AL1"再按移位键"◢"配合加键"△"或减键"▽"操作,最后按功能键"SET"确认。跟踪报警设定结束。

（4）温度显示值修正。由于产品出厂前都经过严格的测试,一般不要进行修正。如产品使用时的环境不佳,外界温度过低或过高,会引起温度显示值与箱内实际温度的误差,如超出技术指标范围,可以修正。具体步骤:按功能键"SET"5 s,仪表进入参数设定循环状态"AL1",继续按动功能键"SET",使显示"SC"修正,然后按动移位键"AL1"配合加键"△"或减键"▽"操作,就可以进行温度修正。最后按键"SET"确认,温度显示值修正结束。

（5）设定结束后,各项数据长期保存。此时培养箱进入升温状态,加热指示灯亮。当箱内温度接近设定温度时,加热指示灯忽亮忽灭,反复多次,控制进入恒温状态。

（6）打开内外门，把所需培养的物品放入培养箱，关好内外门，如内外门开门时间过长，箱内温度有些波动，这是正常现象。

（7）根据需要选择培养时间，培养结束后，把电源开关拨至"0"，如不马上取出物品，请不要打开箱门。

（8）如果对控温精度和波动度有较高的要求，可采用 PID 自整定控制，当培养箱内温度第一次将达到设定温度时，先按功能键"SET"5 s，仪表进入设定循环状态"AL1"，继续按"SET"键使显示"ATU"，SV 显示"0 0 0 0"，然后按加键"△"使 SV显示"0 0 0 1"，最后按功能键"SET"确认，此时自整定指示灯亮，控温仪进入 PID自整定控制。

（二）恒温培养箱的维护和保养

1. 培养箱外壳必须有效接地，以保证使用安全。

2. 培养箱应放置在具有良好通风条件的室内，在其周围不可放置易燃易爆物品。

3. 箱内物品放置切勿过挤，必须留出空间。

4. 箱内外应每日保持清洁，每次使用完毕应当进行清洁。长期不用应盖好塑料防尘罩，放在干燥室内。

5. 设备管理员应根据检定计划，联系通过 CNAL 认可的计量单位进行检定，并保存计量证书。设备管理员定期对温度控制情况进行检查，详见《设备运行中检查作规程》。

6. 检验员在每次使用过程中至少进行两次温度检查和填写《恒温培养箱温度记录》。

十、超净工作台的使用与保养

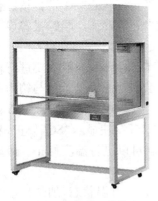

图 16　超净工作台

超净工作台在当今医学、生物科学、食品科学和电子科学等研究领域已经成为一种必不可少的实验室设备。科学家们需要超净工作台来提供一个洁净、无尘的实验环境，来保护昂贵的样本不会受到污染，以及危险的样品不泄露到周围环境中(图 16)。

（一）安放点的选择

1. 应安放于卫生条件较好的地方，便于清洁，门窗能够密封以避免外界的污染空气对室内的影响。

2. 安放位置应远离有震动及噪音大的地方。

3. 严禁安放在产生大尘粒及气流大的地方,以保证操纵区空气的正常活动。

（二）使用前的检查

1. 接通超净工作台的电源。

2. 旋开风机开关,使风机开始正常运转,这时应检查高效过滤器出风面是否有风送出。

3. 检查照明及紫外设备能否正常运行,如不能正常运行则应检查。

4. 工作前必须对工作台四周环境及空气进行超净处理,认真进行清洁工作,并采用紫外线灭菌法进行灭菌处理。

5. 净化工作区内严禁存放不必要的物品,以保持洁净气流活动不受干扰。

（三）使用

1. 使用工作台时,先用经过清洁液浸泡的纱布擦拭台面,然后用消毒剂擦拭消毒。

2. 接通电源,提前 50 min 打开紫外灯照射消毒,处理净化工作区内工作台表面积累的微生物,30 min 后,封闭紫外灯,开启送风机。

3. 工作台面上,不要存放不必要的物品,以保持工作区内的洁净气流不受干扰。

4. 操作结束后,清理工作台面,收集各废弃物,封闭风机及照明开关,用清洁剂及消毒剂擦拭消毒。

5. 最后开启工作台紫外灯,照射消毒 30 min 后,封闭紫外灯,切断电源。

6. 用风速计丈量一次工作区平均风速,如发现不符合技术标准,应调节调压器手柄,改变风机输进电压,使工作台处于最佳状况。

7. 每月进行一次维护检查,并填写维护记录。

（四）清洁

1. 每次使用完毕,立即清洁仪器,悬挂标志,并填写仪器使用记录。

2. 取样结束后,先用毛刷刷去洁净工作区的杂物和浮尘。

3. 用细软布擦拭工作台表面污迹、污垢,目测无清洁剂残留,用清洁布擦干。

4. 要经常用纱布沾上酒精将紫外线杀菌灯表面擦干净,保持其表面清洁,否则会影响杀菌能力。

5. 效果评价:设备内外表面应该光亮整洁,没有污迹。

（五）注意事项

1. 每次使用前开机 5 min 使设备自净。
2. 注意阅读超净工作台的使用说明书。
3. 定期更换超净工作台的初效过滤器和高效空气过滤器。

十一、干烤箱的使用与保养

干烤箱是常见的灭菌仪器之一,实验室常见的是利用电加热方式,以空气为加热介质,在 160～180 ℃下维持 2 h,即可杀灭所有微生物。适用范围为耐高温的材料,如金属、玻璃等物品(图 17)。

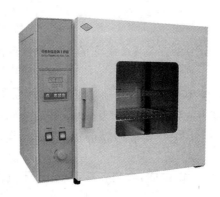

图 17　干烤箱

（一）干烤箱的使用方法

1. 物品放置　将物品有序地放入烤箱内部,物品间应该保持一定空隙,利于空气的流动,物品不宜太多,分类放置。
2. 升温　关闭箱门,连接电源,调节旋钮至所需温度,设置灭菌时间,等待温度逐渐上升至灭菌温度。
3. 保温　当温度达到设置温度时,自动停止加热,维持温度在设定值,进行灭菌。
4. 降温　当灭菌结束后,切断电源,温度缓慢降低,自然降直至室温,方可取出物品。

（二）干烤箱的使用注意事项

1. 物品间需一定空隙,不宜太多,相同性质的物品最好一起灭菌。

2. 干烤的物品应该是干燥的、耐高温。防止易燃、易爆物品。

3. 干烤结束后不能立即打开箱门,否则由于冷热交替,物品易发生爆炸等危险。

(三)干烤箱的维护

1. 保持干烤箱表面的清洁,应放置在固定工作台上,周围应留有充足的空间。

2. 烤箱内密封件应定期检查,防因密封不好,导致内部温度低于设定温度。

3. 定期清洗烤箱的通风系统,防止局部温度过高。

十二、高压蒸汽灭菌器的使用与保养

高压蒸汽灭菌器又名高压灭菌锅,可分为手提式灭菌锅(图 18)和立式高压灭菌锅(图 19)。其工作原理是利用电热丝加热水产生蒸汽,并能维持一定压力。高压灭菌锅主要由可以密封的桶体、压力表、排气阀、安全阀、电热丝等组成。

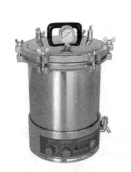

图 18 手提式高压灭菌锅

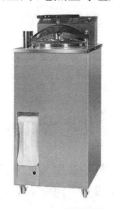

图 19 立式高压灭菌器

(一)高压灭菌锅的使用方法

1. 检查 检查压力锅内部水位是否达到正常值,压力指标是否回零,安全阀、放气阀、密封圈等有无异常,在确认无异常后方可操作。

2. 补水 将灭菌锅内筒取出,加水至水位没过电热管且稍低于三角支架上缘,以免电热管被烧坏。

3. 码放 灭菌物品按照顺序摆放在锅内,物品间需留有空隙,以利于蒸汽通过,提高灭菌效果。

4. 密封 将放气软管插入灭菌锅内筒的槽内,对称、均匀地旋紧螺母。

5. 升温 接通电源,打开放气阀,调节温度控制按钮,设置温度,并将锅内冷空气排尽,待蒸汽喷出 5 min 后将放气阀关闭,此时压力表逐渐上升。

6. 保压　待压力上升至灭菌温度时,计时开始,保压 20 min,关闭电源。

7. 开盖　待压力锅内压力降为 0 时,打开放气阀,取下锅盖,将物品取出。

(二)高压灭菌锅的使用注意事项

1. 灭菌锅必须有一定量的水量,每次使用前检查灭菌锅内水量是否足够。

2. 灭菌时一般需要提前预加热排除压力锅内空气。

3. 灭菌锅内物品最好分类灭菌,灭菌结束后压力降为常压时才能打开。

4. 每周提动检查安全阀,保持安全阀动作灵敏。有堵塞、卡带等现象应及时更换。

5. 压力表、安全阀应每 6 个月进行一次检验。

6. 橡胶密封圈使用日久会老化,应定期更换。

(三)高压灭菌锅的维护

1. 定期检查压力锅的压力表、放气阀、安全阀以及电源连接线。

2. 压力锅外壳应保持洁净,防治酸性等溶液的接触。

3. 排气软管应该保持通畅。

4. 压力锅内蒸馏水应该定期更换。

十三、超纯水机的使用与保养

超纯水机是采用预处理、反渗透技术、超纯化处理以及后级处理等方法,将水中的导电介质几乎完全去除,又将水中不离解的胶体物质、气体及有机物均去除至很低程度的水处理设备(图 20)。

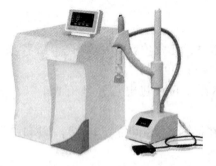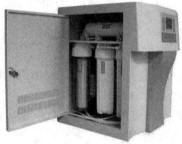

图 20　超纯水机

超纯水机又称作超纯水器、超纯水设备、超纯水仪、超纯水系统、实验室超纯水器等。超纯水机所生产的超纯水电阻率一般应大于 10 兆欧,电阻率 10 兆欧以上的水才叫超纯水。优质超纯水的电阻率能达到 18.2 兆欧。

（一）超纯水机的使用方法

Milli-Q 纯水机的操作规程:

1. 确保有足够的纯净水,不能让进水管进入空气。

2. 绿色指示灯表示系统工作正常。

3. 黄色指示灯提示信息

（1）提示信息出现在显示屏底端,同时黄色指示灯闪烁。

（2）系统需要维护或提示预警信息。水质正常。

（3）按下键选择你所需的提示。根据提示内容操作。

4. 红色指示灯报警信息

（1）信息屏弹出于其他屏幕显示之上,同时红色指示灯闪烁。

（2）水质可能超出指标,系统需要立即维护。

（3）根据主屏提示内容操作:

　　　上键:向上移动一行　　右键:到下一个屏幕

　　　下键:向下移动一行　　左键:回到上一个屏幕

　　　√键:确定(限系统提示使用)

5. 软件模式

（1）待机模式仅限于系统维护和进入管理员菜单时使用。

（2）待机模式是 Milli-Q 产水和取水的正常模式。在夜间、周末或者其他不取水时间,Milli-Q 系统应处于该模式。

6. 循环

（1）将光标置于循环,并按下右键开始循环。

（2）循环界面可以看到水质情况,按左键退出。

7. 定量取水

（1）将光标置于体积,并按下右键使用键盘选择取水量。

（2）按√键开始取水。

8. 取水

（1）按出水口蓝色按键出水。

（2）再按一次停止出水。

（二）超纯水机的使用注意事项和保养

1. 活性炭、石英砂、阳树脂在设备运行后一年内需视情况决定是否更换,可联系设备厂家洽谈定购,更换周期定为1年。

2. 精密过滤器内的过滤芯应在正常产水运行的 1～2 个月内更换,也可根据设备仪表上的滤前压力与滤后压力的压差计算制定是否需更换,每次更换 2 支。

十四、酶标仪的使用与保养

酶标仪,即酶联免疫检测仪,是酶联免疫吸附试验的专用仪器,又称微孔板检测器(图 21)。广泛应用于低紫外区的 DNA、RNA 定量及纯度分析(A260/A280)和蛋白定量(A280/BCA/Braford/Lowry),酶活力、酶动力学检测,酶联免疫测定(ELISA),细胞增殖与毒性分析,细胞凋亡检测(MTT),报告基因检测及 G 蛋白偶联受体分析(GPCR)等。

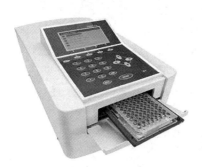

图 21　酶标仪

(一)酶标仪的工作原理

酶标仪的工作原理,就是在特定的波长下,检测被测物的吸光值。以单通道酶标仪为例进行解释:ELISA 实验微孔板内形成酯标记的抗原-抗体免疫复合物,在遇到酶相应的底物时两者相互作用,催化无色底物或化合物,产生水解氧化还原反应,形成微孔板内的溶性或不溶性的有色产物。光源发出的光经过滤光片或单色器变成一束单色光,进入塑料微孔中的待测标本,该单色光一部分被标本吸收,另一部分则透过标本照射到光电检测器上,光电检测器将这一强弱不同的光信号转换成相应的电信号。电信号经前置放大,对数放大,模数转换等信号处理后送入微处理器进行数据处理和计算,最后由显示器和打印机显示结果。

(二)酶标仪的工作环境

酶标仪是一种精密的光学仪器,因此良好的工作环境不仅能确保其准确性和稳定性,还能够延长其使用寿命。仪器应放置在无磁场和干扰电压的位置及低于40 分贝的环境下。为延缓光学部件的老化,应避免阳光直射。工作时环境温度应在 15～40 ℃之间,环境湿度在 15%～85%之间。操作电压应保持稳定。操作环境空气清洁,避免水汽、烟尘污染。保持干燥、干净、水平的工作台面,以及足够的操作空间。

(三)酶标仪的使用方法

1. 开启酶标仪电源,待酶标仪自检完成,仪器的液晶显示窗出现"PLATE

READING"及闪动光标。

2. 开启计算机。

3. 打开酶标仪专用程序。

4. 打开"File"菜单,选择"New Reading"的"New Endpoint Protocol"项(此时酶标仪转为计算机控制模式);在"Reading Parameters"处,设置各项参数:单波长测定选择"Single";双波长测定选择"Dual";选择"Measurement Filter"项确定测量滤光片波长值;选择"Reference Filter"项确定参比滤光片波长值。

5. 检查确认所设各参数无误,将酶标板放入仪器内(左上角为 A1)关闭测量室的盖板。

6. 点击"Run"键,仪器开始测定,测定完成后,显示出与酶标板规格一致排列的各孔 OD 值。

7. 可将数值用"Copy"命令复制后粘贴至 Excel 电子数据工作表上,或打开"File"菜单,运行"Export"命令,选择相应的数据文件格式,按自己确定的路径和文件名进行保存。

8. 取出酶标板,按关闭程序→关闭计算机→关闭酶标仪的顺序关机。

9. 每次工作完毕,清洁工作台面,做好仪器使用记录。

(四)酶标仪的维护与保养

1. 平常不用时,拔掉电源插头,盖好防尘罩。

2. 使用完毕,一定要拿下测试完的反应板,不要将控制板留在载物台上。

3. 若有液体溅到载物台或酶标仪外壁,应用湿抹布及时擦去。

4. 每次使用完毕用湿抹布擦拭酶标仪,以保持其洁净。

十五、超低温冰箱的使用与保养

超低温冰箱的主要用途:用于科学研究,医疗用品的保存(血浆),生物制品(储存器官、疫苗、土样)、远洋制品、电子元件、化工材料等特殊材料的低温实验及储存等,在医院、大学、研究单位和工业存储上用得较多(图 22)。

(一)超低温冰箱的使用方法

1. 冷柜静置至少 24 h 以上才能通电。

2. 空箱状态下通电开机,分阶段使冷柜先降温至 -40 ℃,正常开停后再降到 -60 ℃,正常开停 8 h 后再调到 -80 ℃,观察冷柜应有正常开停 24 h 以上。

3. 按操作 2 确认冷柜正常后,可以向冷柜内存放物品。原则上应存放 -60 ℃

的物品,不超过 1/3 箱体容量。如果存放的物品温度高于 - 60 ℃,应将冷柜温度设置在高于存放物品的温度 3 ℃左右(即如果物品温度为 20 ℃,则将低温柜温度设定在 23 ℃),保证冷柜停机,并有正常开停 8 h 以上。

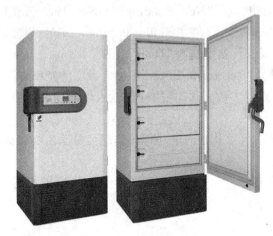

图 22　超低温冰箱

（二）超低温冰箱的注意事项

1. 所有低温保存箱均为保存设备,严禁一次性放入过多相对太热的物品。会造成压缩机长时间不停机,而且温度不下降很容易烧毁压缩机。

2. 物品一定要分批放入,分阶梯降温,直至所需要的低温。

3. 由 - 60 ℃降至 - 80 ℃至少需要 6 h。

4. 强酸及腐蚀性的样品不宜冷冻。

5. 注意散热对冰箱非常重要,要保持室内通风和良好的散热环境,环境温度不能超过 30 ℃。

6. 除霜只能切断冰箱电源并且把门打开,当冰和霜开始融化时必须在冰箱内每一层放上干净和易吸水的布把水吸收且擦干净。

7. 注意经常要存取的样品放在上面二层,需要长期保存且不经常存取的样品放在下面二层,这样可保证开门时冷气不过度损耗,温度不会上升太快。

十六、生物组织切片机的使用与保养

（一）组织切片机的基本类型

组织切片机根据结构可分为四种类型:轮转式切片机(图 23),滑动式切片机,推拉式切片机,冰冻切片机(图 24)。最常用的是轮转式切片机。

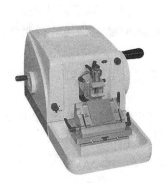

图 23　转轮式切片机

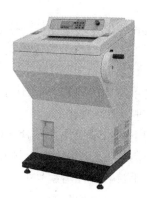

图 24　冰冻切片机

(二)轮转式切片机的构造

轮转式切片机的构造如图 25 所示。

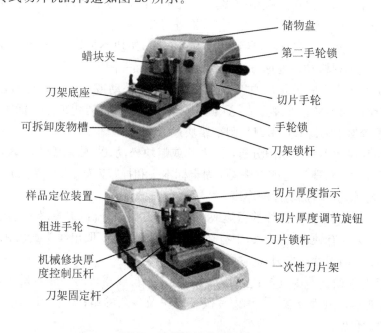

图 25　轮转式切片机的构造

(三)轮转式切片机的使用

1. 将一次性切片刀装在刀架上,拧紧刀片锁;关上保险杠后,将蜡块固定于切片机固定器上的夹座内。注意蜡块切面与切片刀口要垂直平行,且刀刃与蜡块切面呈5°夹角。

2. 检查各位置的锁杆是否拧紧,以及蜡块是否夹紧。调整蜡块面到稍离切片能够切到的位置上,右手握旋转轮,左手握粗进手轮,开始对蜡块进行粗修,直至切出组织最大切面。

3. 右手连续转动旋转轮,切出蜡带;左手用毛笔托起蜡片,防止蜡带卷曲。左右手协调进行切片操作。

4. 切下的蜡带切片,一端用镊子轻轻拉起,尽可能将蜡带拉至展开,另一端用毛笔将蜡带从刀刃上由下向上挑起,提起蜡带,放入摊片仪水中摊平。

5. 左手持载玻片写编号的一端,垂直入水去附贴切片,右手用毛笔辅助推动,贴附至玻片右1/3~2/3处。

(四)轮转式切片机常见故障的分析及处理

1. 切片时出现空转。切片过程中出现摇臂前行;在修片过程中夹头切不到蜡块,特别是在细修时出现的频率较多。原因分析:切片机内部出现松动,影响夹头及摇臂功能。处理方法:重新固定夹头,检查刀架是否松动。

2. 切片时夹头出现倾斜,导致蜡块修片过多,蜡块不易切全,标本易缺失。原因分析:夹头出现松动。处理方法:调节夹头水平面并固定。

3. 切片无法切成带状。原因分析:① 标本头松动或有蜡屑;② 刀边缘有蜡屑;③ 蜡块边缘不平。处理方法:① 固定标本头,并用酒精纱布擦拭标本头内部;② 用二甲苯擦拭刀缘;③ 用刀片刮平蜡块边缘。

4. 切片厚薄不一。原因分析:① 刀片或蜡块松动;② 蜡块温度比较高;③ 组织硬或切片刻度较薄。处理方法:① 固定标本头和拧紧刀架、刀片夹;② 将蜡块放在冰箱中冷冻;③ 增加切片的厚度。

5. 切片出现垂直于刀片的刀痕或切片裂开。原因分析:① 标本中有线头或钙化组织;② 刀片有缺口;③ 石蜡中有杂物。处理方法:① 取出线头或脱钙组织,重新包埋;② 移动刀片或换刀;③ 过滤石蜡,重新包埋。

6. 切片卷曲。原因分析:① 蜡块的两边不平行或蜡块的一侧石蜡过多;② 刀钝或斜角过小。处理方法:① 用刀片刮平蜡块及多余的蜡;② 换切片刀片或减小切片刀片的角度。

7. 回缩过程中切片黏附在蜡块上。原因分析:① 切片带上有静电;② 蜡块或刀片边缘有蜡屑;③ 刀片的倾斜角度不够。处理方法:① 放一盆水在切片机附近;② 清洁或刮出蜡屑;③ 增加切片刀片的倾斜角度。

8. 切片过于挤压。原因分析:① 切片速度过快;② 石蜡碎片堆积在刀片夹的背面;③ 刀钝;④ 蜡块温度比较高。处理方法:① 匀速慢慢切片;② 用 95%酒精或二甲苯擦拭刀片夹的背面;③ 换刀片;④ 将蜡块放在冰箱冷冻。

(五)轮转式切片机的日常维护与保养

1. 切片机的摆放应避免振动,防止在切片过程中因摇臂引发的共振,影响切片机的切片精确度。

2. 切片机使用后应及时清洁。在做清洁和维护前先取出刀片,使用融蜡剂确保刀片和刀架上的蜡屑都能清除;清洁切片机的外部,可先用肥皂水擦拭,然后用干布擦干;清洁刀架时,可用 95%的酒精擦拭已拆卸的刀架,在标本夹的金属板后滴加二甲苯,使积聚的蜡块松动,用刷子清除;检查标本头是否松动,刀片与刀片夹是否拧紧,调整好刀片的最佳角度。

3. 定期维护以减少切片机的损伤,及时发现并解决问题;记录切片机使用情况,定期由厂家工程师检测维护。

4. 实验室内最好安装空调。因切片易产生静电,故实验室内应保持合适的温度,不宜干燥。

十七、生物组织脱水机的使用与保养

生物组织脱水机如图 26、图 27 所示。

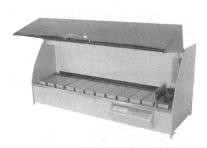

图 26　生物组织自动脱水机

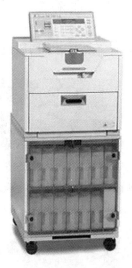

图 27　全封闭式真空组织脱水机

（一）生物组织自动脱水机的使用

1. 打开电源,将放有组织的脱水篮放入第一道脱水试剂中。

2. 根据组织结构和属种,设置脱水时间(75%乙醇1~4 h、80%乙醇1~4 h、90%乙醇1~4 h、95%乙醇0.5~4 h、95%乙醇0.5~4 h、无水乙醇Ⅰ0.5~2 h、无水乙醇Ⅱ0.5~2 h、二甲苯Ⅰ0.1~2 h、二甲苯Ⅱ0.1~2 h、石蜡Ⅰ0.5~1 h、石蜡Ⅱ2~4 h、石蜡Ⅲ2~4 h)。

3. 取出组织,关闭电源开关。

（二）生物组织自动脱水机的保养

1. 尽量减少人为操作引起的失误与处理不当,而导致组织脱水效果不好,影响制片质量。

2. 及时解决常见的操作系统问题,定期对仪器进行检查与测试,保证日常病理工作的顺利进行。

3. 保持试剂缸表面的清洁。在取组织时尽量避免大量液状石蜡滴在石蜡缸盖上。

4. 将脱水机放置在光线良好、通风良好、灰尘较少的房间,并定期对机器除尘。

十八、血液流变仪的使用与保养

血液流变学是专门研究血液流动及血球变形规律的一门新的医学分析学科。

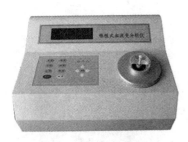

图28　锥板式血液流变仪

通常,血液流变检查的主要内容是研究血液的流动性和黏滞性以及血液中红细胞和血小板的聚集性和变形性等。根据血液黏度的各种变化来诊断疾病,是流变学在临床医学中的最主要用途。血液流变仪主要分为锥板式和悬丝式,两类仪器原理不尽相同,但都是通过检测切应力得出流体的动力学黏度,国内主要用锥板式血液流变仪(图28)。

（一）血液流变仪的工作原理

牛顿流体是剪应力与剪切应变率之间满足线性关系的流体;不满足线性关系的流体称为非牛顿流体。血液即是非牛顿流体。血液的流变性包括血液宏观流动性(黏度)、血细胞流变性(红细胞的聚集性和变形性)和血液生化物质对血液流变性的影响(纤维蛋白原、球蛋白)等三个方面。锥板式测量仪,由一个圆平板和一个同轴圆锥组成,通过一个低惯性的转矩马达对被测试液体施加一个受控应力,驱动轴由一个低阻力磁浮轴承保持在中心位置,它将施加的应力传递到被测液体上,圆锥以已知角度旋转,通过测量液体加在圆锥上的扭力矩换算液体的黏度。锥板式血液流变仪既适合测量牛顿流体,更适合测量非牛顿流体,检测精度和重复性高。

(二)血液流变仪的使用方法

1. 打开电源开关(位于流变仪背面),按下面板上的"仪器开关",此时右上角的指示灯由红色变为绿色,仪器开始进行初始化操作,转盘和加样针恢复到零位,仪器处于准备测试状态。

2. 打开计算机电源,进入血液流变仪的操作软件,根据界面的提示操作,进入测试软件,仪器预温 30 min 至 37 ℃,然后打开打印机电源。

3. 检查仪器右边的废液情况,以及生理盐水和清洗液的情况。将"进水 2"的清洗桶内加满生理盐水,将"进水 1"的清洗桶内加满蒸馏水及清洗液原液,按照 100∶1 的比例混合,混合后充分搅拌混匀。同时点击系统中的"维护"进行加样针及液池维护。

4. 将试管中的全血手工颠倒混匀 5 次,按顺序插入样品盘孔内,然后点击"1 号样品位"图标,如果标本多就点击"批量输入",终止号处填写插在样品盘上的试管个数,最后点击"确定"。

5. 全血测试结束后,将试管放入离心机内以 3 000 r/min 离心 30 min,然后点击"1 号样品位"图标。如果标本多就点击"批量输入",终止号处填写插在样品盘上的试管个数,同时将样本类型改为血浆,最后点击"确定"。

6. 点击"录入",再点击"序号",序号会自动增加,按"Enter"键移动录入项目,用键盘输入项目内容,并依次输入病人基本信息。

7. 点击"搜索",再点击"立即查询",点击起始序号就可以看到结果,按下"Shift"键同时点击终止序号,再点击"打印",点击"确定"。

8. 点击"维护"进行加样针及液池清洗维护,结束后取出定心罩,取出切血板,用棉签擦拭液池及切血板表面,擦拭完毕放入切血板,盖上定心罩。然后倒掉废液桶内的废液。

9. 点击屏幕右上角的退出程序,关闭打印机及计算机主机,关闭显示器。关闭面板开关,关闭后部电源开关。

(三)血液流变仪的维护与保养

1. 血流变测试仪应平稳放在温度 0～40 ℃,相对湿度≤85%,清洁通风的工作环境下。

2. 日常维护只需要做好仪器周围环境及仪器本身的清洁工作。

3. 在运行时,应注意保持操作面清洁,及时擦除其表面的污物,需用中性清洗液擦除,不可使用任何溶剂类液体(如酒精等)。

4. 每天关机前必须用棉签擦拭切血板及液池表面,注意将液池加样凹槽处残留物清洁干净,清洁液池时,注意不要将纸屑等异物残留在液池内;放切血板时注意必须放到底,盖定心罩时注意定心罩大小卡口必须对准后才能轻轻放下,并注意对准定心罩的轴尖。

十九、心电图机的使用与保养

心电图机是指用来记录心脏活动时所产生的生理电信号的仪器。由于心电图机诊断技术成熟、可靠,操作简便,对试验动物无损伤等优点,已成为动物试验研究中主要的检测手段之一。常见的心电图机如图29所示。

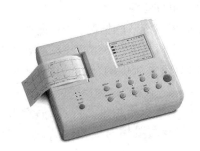

图29　心电图机

(一) 心电图机的工作原理

心电图机一般由以下几个部分组成:导程选择器、标准信号源、电压放大器、功率放大器、记录器、记录笔、浮标振荡器、走纸装置和电源等。虽然不同心电图机的功能、结构和组成可能有区别,但它们描记心电图波形的原理相同。

导联选择器,将同时接在机体上的多根导联线组成各种导联的接法,分档选择任一个导程送入放大器。例如选择导程 I 时,导联选择器就把红、黄两根导联线接入电压放大器,同时其他导联线被断开。

通过导联选择器的选择,将微弱的心电信号通过导联线送入电压放大器输入端加以放大,放大器本身需要具有足够的增益和较低的噪音电平,以利于提高整机的灵敏度。心电信号通过放大器得到足够的幅度放大再送至功率放大器,进行功率放大。此时心电信号同时具有一定的电压幅度和足够的功率,这样送到记录器后,就可推动描记笔按照心电波变化的规律进行摆动,在记录纸上形成了心电图波形。

描笔在记录纸上描记时,为了减少阻力,设置了描笔浮标振荡器,它产生频率较高的信号和心电信号一起加至功率放大器,然后去推动描笔。这样使描笔时刻都处于浮标状态,即微颤状态,使描笔在描记时容易启动和换向。

描记心电图时,必须使用同一大小的增益,统一标准,描出的图形才可以比较,达到鉴别诊断的目的。因此,机器本身设有 1 mV 的信号源作"打标"用。即给电压放大器加 1 mV 的信号,调整增益,使描笔打标 10 小格之后,再作心电图,1 mV 信号输入,打标 10 小格就是大家统一使用的标准。

（二）心电图机的使用环境

1. 心电图机周围不应有其他仪器干扰。

2. 具有合适的温度和湿度,正常工作时要求相对湿度为 35%～75%,温度为 15～25 ℃,并尽量减少搬动。

3. 心电图机应安置有良好的接地线。既可保证安全,又能显著降低交流干扰和其他电磁波干扰。

（三）心电图机的使用方法

分别接上电源线、接地线及导联线,连上实验动物,安放好电极。使用交流电源时:

1. 电源开关置于"ON";

2. 电源选择开关置于"AC",这时面板上各键位置为:

（1）导联显示器置于"TEST";

（2）走速选择置于"25";

（3）增益选择置于"1";

（4）记录键置于"STOP";

（5）交流指示器"LINE"发亮;

3. 调节基线控制改变描笔位置,使之停在记录纸中央附近。

4. 再把记录键置于"CHECK"。

5. 用一定节律按动定标键,记录笔应随定标键的按动而做相应摆动。

6. 按动记录键置于"START"位置,记录纸应按 25 mm/s 的速度走动。

（四）心电图机的维护与保养

1. 心电图检测结束后,应保持电极清洁。铜合金制成的电极如果出现锈斑,可用细砂纸擦掉锈斑后,再用生理盐水浸泡一夜,使其表面形成性能稳定的薄膜。镀银的电极则用水洗净擦干即可,避免擦伤镀银层。

2. 导联电缆的芯线或屏蔽容易折断损坏,特别是靠近两端的接头处,切忌用力牵拉或扭曲,收藏时应盘成直径较大的圆环或悬挂,避免过度扭曲或锐角折叠。

3. 心电图机应避免高温、日晒、受潮、尘土或撞击,用毕应盖好防尘罩。

4. 每半年打开机盖进行除尘、去湿和进行检查。及时清除电路板中的灰尘,保证机器内部干燥,避免因为潮湿或者灰尘造成短路,损坏电路板。

二十、无创血压测量仪的使用与保养

动物无创血压测试系统采用尾袖法测量动物的血压,测量原理与人体手臂血压测量方法相似(图30)。即通过对动物肢体或尾部加压,阻断其血压,以不能记录肢体或尾部脉搏为准;然后逐渐减压,当尾部重新出现脉搏波时(即内外压相等时),获得动物的收缩压;继续减压,直至脉搏波逐渐增至最大,得到动物的舒张压。

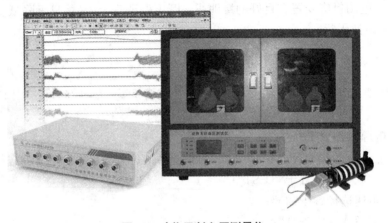

图 30　动物无创血压测量仪

（一）操作方法

1. 使用专门的连接线连接加热箱控制面板上的脉搏传感器输出口与动物无创血压采集系统8道系统,具体的连接方法为:

BP-6 无创动物血压测试面板上的压力输出接口通过连接线接到 BP-6 无创动物血压采集处理系统的 CH1 通道;BP-6 无创动物血压测试箱面板上的 CH1～CH6 分别通过连接线依次连接到 BP-6 无创动物血压采集处理系统的 CH2～CH7。

2. 将光电脉搏探测器上的传感器接头插到对应机箱内的连接器接头上。

3. 将动物血压测量系统通过 USB 连接线连接到电脑上;打开 TM_WAVE 软件,进入软件界面。

4. 打开加热箱电源开关,系统开始进行加热,默认温度为 36 ℃,并按动加热箱控制面板上的按键（名称已标注），设定实验所需的加热温度、实验时间等实验参数。

5. 将大鼠装入鼠笼，整体放入加热箱内，然后将大鼠的鼠尾穿过光电脉搏探测器的阻断端，从另一端串出，即使光电传感器阻断进气口靠近大鼠尾根部。

6. 从实验项目菜单中选择"无创血压测量"命令；选择工具条上的"启动实验"按钮，软件界面中即有脉搏波波形出现。

7. 待大鼠的脉搏波波形稳定后，按下加热箱控制面板上的"启/停"按键，系统开始按照设定参数对大鼠尾部进行加压阻断，调节放气速度，得到最佳的脉搏波波形。

8. 到达设定时间系统自动停止运行或者再按"启/停"按键停止实验，将波形保存以供分析。

（二）保养维护

1. 设定压力。用于设定自动充气气压，当系统自动充气到该气压时将停止充气，做短暂的保气后开始放气。

2. 时间：

间隔时间：系统每次加气的时间间隔。

工作时间：系统自动充气工作时间。

已用时间：自动充气功能已经工作的时间。

保气时间：自动充气后气压保持时间的长短。

3. 温度。设定加热箱内的温度。

4. 为了能够缩短加热时间，在实验过程中尽量减少打开实验箱门的次数。

5. 如果实验的大鼠少于 6 只，在自动充气时请用硅胶管打一个结，将不用的通道的充气口阻塞。

二十一、雾化仪的使用与保养

超声波雾化器（图 31）是应用超声波声能，将药液变成细微的气雾，由呼吸道吸入，达到治疗目的，其特点是雾量大小可调节，雾滴小而均匀（直径在 5 μm 以下），药液随着深而慢的吸气被吸入终末支气管及肺泡。

（一）操作前准备

1. 环境准备　清洁、安静、光线适宜。

2. 用品准备　试验台上置超声波雾化器 1 套、药液、冷蒸馏水。

3. 实验动物准备　将实验动物置于特制透明雾化箱中。

4. 仪器准备　连接管道,开机检查仪器是否可以正常运转。

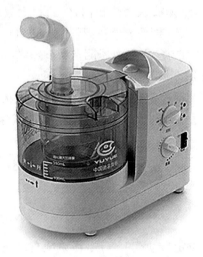

图 31　超声波雾化器

（二）操作方法

1. 装配、准备。安装管道,检查仪器,水槽加冷蒸馏水(约 250 mL),液面要浸没罐底的透声膜。

2. 雾化罐内放入药液,稀释至 30～50 mL,将罐盖旋紧,把雾化罐放入水槽内,将水槽盖盖紧。

3. 打开电源,绿色指示灯亮,约 10 s 后有雾气产生,调节雾量至合适大小,即可开始进行雾化。

二十二、热板仪的使用与保养

利用一定强度的温热刺激动物躯体的某一部分,从而产生疼痛反应,以刺激开始至出现反应的时间为潜伏期,作为测痛指标,评价药物抗疼痛能力,适用于筛选作用较强的镇痛药物。热刺激强度在 45～55 ℃,在这一范围内动物可产生明显的疼痛反应,又不致造成皮肤灼伤,此为热刺激法。热板仪(图 32)就是利用上述原理,将大、小鼠放到预先加热到 55 ℃左右的金属板上,以舔后足作为疼痛反应指标,测定潜伏期,观察给药前、后疼痛阈值的变化。

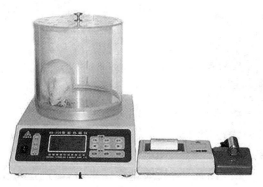

图 32 热板仪

（一）操作方法

1. 开启电源，设置日期、温度等参数，系统默认温度为 55 ℃，可以通过"＜""＞"调节目标温度。

2. 在热板实际温度没有达到目标温度之前，系统处于加热状态，这时不能做实验，实际温度达到目标设定温度后，系统"恒温指示灯"点亮，表示可以正常实验了。

3. 将待测动物放在预热好的金属板上，在放入动物的同时，踩下脚踏开关或按下"启/停"按钮，系统自动开始计时，等观察到动物舔后足后，再次踩下脚踏开关或按下"启/停"按钮，计时结束，所得时间即为潜伏期。

4. 同一只动物两次实验间隔≥5 min，测 2～3 次取其均值计算潜伏期。

（二）注意事项

1. 实验前应筛选动物，一般将反应潜伏期小于 5 s 或大于 30 s 的动物筛除。

2. 雄性鼠可能因为阴囊下降而受刺激，故本实验宜用雌性鼠。

3. 室温对实验有影响，过低动物反应迟钝，过高则敏感，易引起跳跃。室温 13～18 ℃ 范围内动物波动较小。

二十三、小鼠跳台仪的使用与保养

小鼠跳台仪（图 33）是以电击为刺激，利用动物对电击刺激的逃避反应，使实验动物产生由被动回避转为主动回避的条件反射而设计的。在一个底面可以通电的反射箱内放置一个绝缘的跳台，当动物在训练中受到电击时，可以跳上跳台逃避电击，由此获得记忆，通过测试动物在平台上的潜伏期测试记忆，从而反映出实验

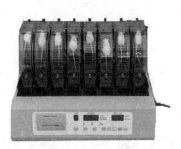

图33　小鼠跳台仪

动物的学习、记忆能力的变化。

（一）使用方法

1. 将动物放入反应箱内适应环境3 min。

2. 打开电源开关,设定实验参数,设定相对较低的刺激电压。

3. 训练测试:按下"启/停"开关,系统立即通电。当动物在底部栅栏上受到电击后,其正常反应是跳回平台,以逃避电击。多数动物可能再次或多次跳至栅栏上,当它们再次受到电击后又会迅速跳回平台。训练数次后,动物获得记忆,可以按固定时间的错误次数(number of errors)作为训练时动物的学习成绩。

4. 记忆测试:设定好测试时间后,按"启/停"开关,将经过训练后筛选分组的动物依次放入各通道反应箱内的平台上,系统将依次自动触发该通道计时。当某通道动物第一次跳下平台时,该通道计时结束,此即为该动物的记忆潜伏期,动物在测试时间内反复上下的次数记录为受到电击的次数,即出错次数。

5. 24 h或48 h以后,将动物以同样的方式再次放置于平台上,按记忆测试模式进行测定动物的记忆巩固情况。

6. 停止训练5天后(包括第5天)可以在不同的时间进行一次或多次按记忆测试测定动物的记忆消退。

（二）注意事项

1. 动物的回避性反应差异较大,可对动物进行预筛选或按学习成绩好坏分档次进行实验。

2. 由于个体差异,实验宜先施加相对较低的刺激电压,以避免电死动物。

3. 实验时间可根据需要自行调整设定。

二十四、冷冻干燥机的使用与保养

冷冻式干燥机是由制冷系统、真空系统、加热系统、电器仪表控制系统所组成的。冷冻干燥是通过将含水物质冻结成固态,然后使其水分升华,变成气态的干燥方法,达到去除水分而保留物质的方法。主要用于生物工程、医药、食品等领域(图34)。

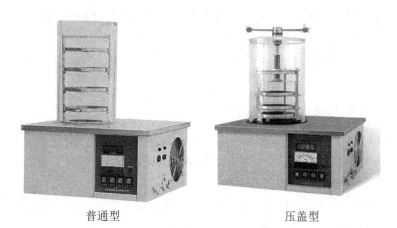

普通型　　　　　　　　　　压盖型

图 34　冷冻干燥机

（一）冷冻干燥机的使用方法

1. 冷冻前物品应提前预冷至 – 40 ℃以下，通常借助于超低温冰箱或者液氮中。

2. 检查干燥机内是否清洁、干燥，真空泵中油量是否足够，冷冻机与真空泵连接是否密封，接通电源，检查排气口和真空的密封性。

3. 打开密封罩，将样品置于冷冻阱的隔板上，再合上密封罩。

4. 打开冷冻开关，冷冻阱温度降低至 – 40 ℃。

5. 打开真空泵，直至系统压力达到预设值。一般干燥过程需要 24～72 h，视样品性质决定是否需要除霜。

6. 冷冻结束后，关闭真空开关、冷冻开关，打开密封罩，取出样品。

（二）冷冻干燥机的使用注意事项

1. 样品要保持冷冻，不能"回融"，可将冷冻样品制成小于 20 mm 的小块。

2. 有毒或有腐蚀的物品最好不要冷冻。

3. 真空泵油为微黄色或无色的干净油，颜色加深表示有酸污染，雾状浑浊表示有水污染，需要及时更换。

4. 冷冻式干燥机的安装标准要求：无须安装地脚螺栓，但要求基础水平坚固，并要顾及排水系统的高度和设置排水地沟。

5. 冷冻式干燥机避免安置于屋外直接日晒和雨淋或温度高、通风不良以及灰尘多的场所，需安装在环境温度在 0～38 ℃的地方，风冷式冷冻式干燥机必须安置在室内，并具有良好的通气设备以维持冷冻式干燥机的正常工作。安装在空压房内的风冷式冷冻式干燥机,要采取冷冻式干燥机与空压机的隔热措施。

6. 应尽量避免冷冻式干燥机长时间在无负荷状态下运转。

7. 禁止冷冻式干燥机短时间连续开停,每次开机至少间隔 10 min,以免损坏制冷压缩机。

(三) 冷冻干燥机的维护

1. 设备运行时检查冷媒低压表读数是否在正常范围内。空气系统中,冷媒低压过低将会导致结霜或结冰,使压力损失增大并可能导致压缩机损坏。压力过高将使系统的制冷量减少。

2. 自动排水器的保养。应每天检查自动排水器排水情况,定期清洗排水器内滤网,以免堵塞而失去排水作用。

3. 电动排水器的保养。每次检查压缩空气系统时,顺便按几下定时器上的手动测试按钮("TEST")检查电子排水器是否能正常得电排水。

4. 在停机的时候,应定期对内部机件做吸尘清洗处理,并注意保护制冷系统,以免损坏。

5. 随时注意设备前后左右是否保持通风良好,并要避免阳光直晒和一切热源。

6. 水过滤器的保养。水过滤器主要为了防止冷却水中的固态杂质进入冷凝器而影响换热,所以应定期对滤网进行清洗,以免使水循环量不足,造成冷凝温度过高。

二十五、恒温磁力搅拌器的使用与保养

恒温磁力搅拌器,广泛用于各大中院校、环保、科研卫生、防疫、石油、冶金、化工、医疗等单位,其性能好,无噪声、无振动,搅拌效果显著,是实验室化验人员理想的工具(图 35)。

(一) 恒温磁力搅拌器操作过程

1. 将磁力搅拌子放入盛有溶液的烧杯中。

2. 将烧杯放在加热板上,插入传感元件。

3. 打开电源,调节加热速度,开启搅拌。

4. 搅拌时,须慢慢调节调速钮,缓缓升速搅拌,逐级稳定升速。

5. 欲测容器内温度可缓缓转动调温旋钮使温度指示红标下降,当红灯亮起,即说明液体温度已达到设定温度。

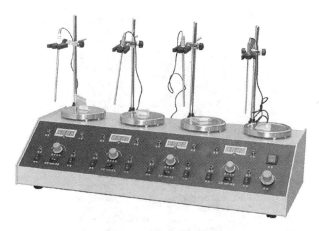

图 35　恒温磁力搅拌器

（二）恒温磁力搅拌器的保修及注意事项

1. 本装置必须可靠接地,以确保设备与人身安全。

2. 搅拌时,须慢慢调节调速钮,如果调节过快会使搅拌转子脱离磁钢磁力,不停跳动。应迅速将旋钮调至停位,待搅拌子静止后,缓缓升速搅拌,逐级稳定升速。

3. 加热板表面铝盘,若落上液体,盘面会被腐蚀或发热冒气,影响电热元件和电动机,需立即关掉电源清除之。

4. 室温时黏度较大的液体,常常热传导性能也较差(如环氧树脂),加热搅拌时,不宜迅速升温,以免使容器破裂。应充分利用恒温装置,逐步分级升温,且须将传感元件插入外加水套中。

第二节　现代仪器的使用与保养

一、二氧化碳培养箱的使用与保养

二氧化碳培养箱是细胞、组织、细菌培养的一种先进仪器,是开展免疫学、肿瘤学、遗传学及生物工程所必需的关键设备,二氧化碳培养箱是在普通培养的基础上加以改进,主要是能加入二氧化碳,以满足培养微生物所需的环境(图36)。

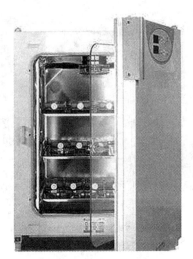

图 36　二氧化碳培养箱

(一) 清洁二氧化碳培养箱

保持二氧化碳培养箱正常运作,避免细胞污染,需要定期清洁培养箱,这项工作很辛苦,但非常必要和有效。仔细按照以下步骤清洁二氧化碳培养箱,有利于减少污染,保持细胞生长良好。如果您选配的培养箱具有自动高温消毒功能,将有效地消除细菌和真菌,而不需要使用消毒剂。定期清洁培养箱还是必要的工作,以清除溢出的液体或灰尘。

1. 取出培养箱中的培养物。如果清洗时间不长,可以将其保存在干净、无菌的容器中,保持其温度。关闭培养箱,包括关闭供气阀。

2. 取出所有隔板、隔板支架以及所有附件、空气管道。清空水盘并用干净的无绒布擦干。

3. 用温和的肥皂水清洁所有的内表面、管道、隔板、隔板支架、内门、风扇和门封条。使用温和的洗洁精擦拭,去除所有隐藏在角落和缝隙中的污垢、灰尘。圆角设计的培养箱更利于清洁工作。

4. 用蒸馏水冲洗箱体内壁和部件,并用干净的无绒布再一次擦干。

5. 用稀释的季铵盐消毒剂擦拭内壁和部件。用 70% 的酒精擦拭以除去所有剩余的消毒剂痕迹。再次强调,一定要擦到所有的角落,并记得安好门封条,更换内部零件。

6. 加热培养箱,让培养箱完全干燥。这个过程只需要花一点点时间,所以不要让门开着,那样只会重新引入新的灰尘和污物!

7. 如果选配的培养箱具备自动消毒功能,请立即运行。在一个周期完成之后,用无菌蒸馏水填充储水器,并打开气阀。

8. 记得清洗培养箱外壁,以消除可能进入的污垢和微生物。如果培养箱的顶部非常脏,当打开培养箱门时灰尘就很可能进入,所以清洁顶部也是很重要的。用无绒布蘸温和的肥皂水,然后用干净的布蘸清水擦拭干净,再用干净的干布擦干外面。特别要注意每个人都接触的门把手。不要使用任何液体或喷雾清洁剂清洁触摸屏显示器,而需要使用干的超细纤维布来清洁。

(二) 二氧化碳培养箱的使用注意事项

1. 二氧化碳培养箱未注水前不能打开电源开关,否则会损坏加热元件。

2. 二氧化碳培养箱运行数月后,水箱内的水因挥发可能减少,当低水位指示灯("W Low 12")亮时应补充加水。先打开溢水管,用漏斗接橡胶管从注水孔补充加水使低水位指示灯熄灭,再计量补充加水,然后堵塞溢水孔。每年必须更换一次水箱内的水。

3. 所加入的水必须是蒸馏水或无离子水,防止矿物质储积在水箱内产生腐蚀作用。

4. 二氧化碳培养箱可以作高精度恒温培养箱使用,这时须关闭二氧化碳控制系统。

5. 因为二氧化碳传感器是在饱和湿度下校正的,因此加湿盘必须时刻装有灭菌水。

6. 当显示温度超过置定温度 1 ℃时,超温报警指示灯("Over Temp 7")亮,并发出尖锐的报警声,这时应关闭电源 30 min;若再打开电源(温控)开关("Power 20")仍然超温,则应关闭电源并报维修人员。

7. 钢瓶气体需纯净达标,以免损伤仪器。

8. 钢瓶压力低于 0.2 MPa 时应更换钢瓶。

9. 尽量减少打开玻璃门的时间。

10. 如果二氧化碳培养箱长时间不用,关闭前必须清除工作室内水分,打开玻璃门通风 24 h 后再关闭。

11. 清洁培养箱工作室时,不要碰撞传感器和搅拌电机风轮等部件。

12. 拆装工作室内的支架护罩,必须使用随机配备的专用扳手,不得过度用力。

13. 搬运二氧化碳培养箱前必须排除箱体内的水。排水时,将橡胶管紧套在出水孔上,使管口低于仪器,轻轻吸一口,放下水管,水即虹吸流出。

14. 搬运二氧化碳培养箱前应拿出工作室内的隔板和加湿盘,防止碰撞损坏玻璃门。

15. 搬运二氧化碳培养箱时不能倒置,同时一定不要抬箱门,以免门变形。

16. 在无湿度控制的培养箱内,为保持箱内 CO_2 浓度的稳定,要在箱内底层放入一个盛水的容器。

17. 制冷系统停止工作后,用软布擦净工作腔和玻璃观察窗。

18. 保持培养箱内空气干净,并定期消毒。

19. 如长期不使用 CO_2 时,应将 CO_2 开关关闭,防止 CO_2 调节器失灵。

二、PCR 仪的使用与保养

聚合酶链式反应(Polymerase Chain Reaction),简称 PCR,是体外酶促合成 DNA 片段的一种方法。PCR 是体外酶促合成特异 DNA 片段的一种方法,由高温、变性、低温退火(复性)及适温延伸等几步反应组成一个周期,循环进行。PCR 技术分为普通反转录 PCR 和实时荧光定量 PCR 技术。与普通 PCR 技术相比较,实时荧光定量 PCR 技术既秉承了普通 PCR 的快速特异性强、灵敏度高、操作简便、省时等特点,同时又克服了普通 PCR 不能准确定量的不足。近年来,实时荧光 PCR 技术被广泛应用于医学检测,基因表达研究,动植物检测等各种领域(图 37)。

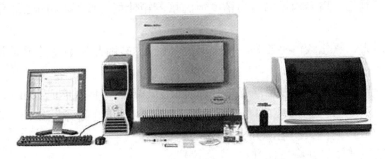

图 37　实时荧光定量 PCR

(一) PCR 仪的使用方法

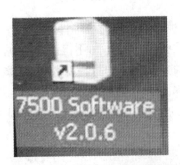

图 38　PCR 仪的软件程序快捷键

1. 打开仪器和电脑,找到软件程序并打开(图 38)。

2. 新建并设定实验项目,按图 39 选择对应荧光 PCR 机型和实验方法。

3. 新增实验待测基因名称和数量,同时设定对应基因的组数(图 40)。

4. 设定对应基因样本在 96 孔板中的位置,要求每个基因每组设置至少 3 个复孔,并同时设置至少 3 个阴性对照孔(图 41、图 42)。

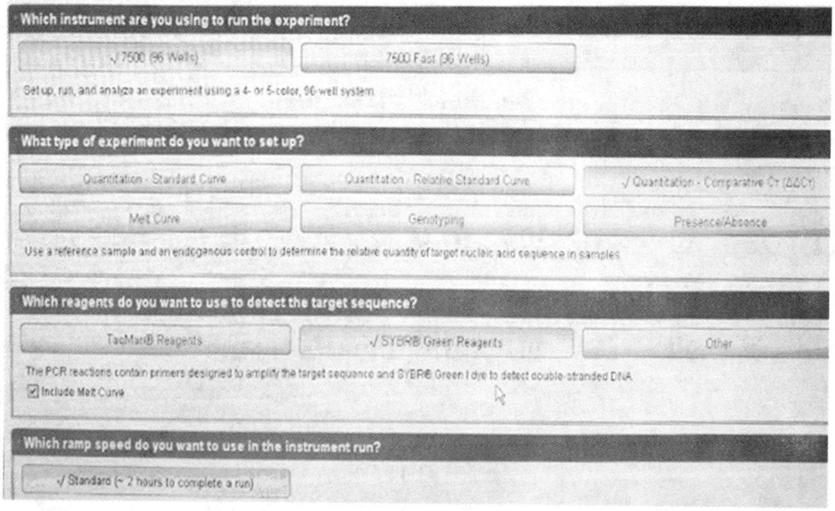
Which instrument are you using to run the experiment?
√7500 (96 Wells)
7500 Fast (96 Wells)
Set up, run, and analyze an experiment using a 4- or 5-color, 96-well system
What type of experiment do you want to set up?
Quantitation - Standard Curve
Quantitation - Relative Standard Curve
√Quantitation - Comparative CT (ΔΔCT)
Melt Curve
Genotyping
Presence/Absence
Use a reference sample and an endogenous control to determine the relative quantity of target nucleic acid sequence in samples
Which reagents do you want to use to detect the target sequence?
TaqMan® Reagents
√SYBR® Green Reagents
Other
The PCR reactions contain primers designed to amplify the target sequence and SYBR® Green I dye to detect double-stranded DNA
Include Melt Curve
Which ramp speed do you want to use in the instrument run?
√Standard (~ 2 hours to complete a run)

图 39

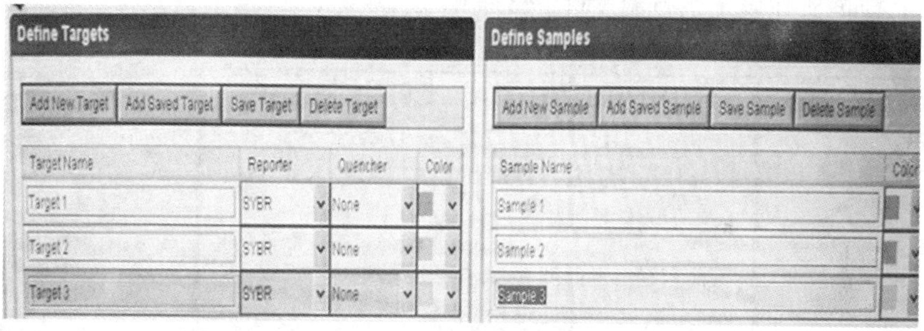
Define Targets
Add New Target
Add Saved Target
Save Target
Delete Target
Target Name
Reporter
Quencher
Color
Target 1
SYBR
None
Target 2
SYBR
None
Target 3
SYBR
None
Define Samples
Add New Sample
Add Saved Sample
Save Sample
Delete Sample
Sample Name
Sample 1
Sample 2
Sample 3

图 40

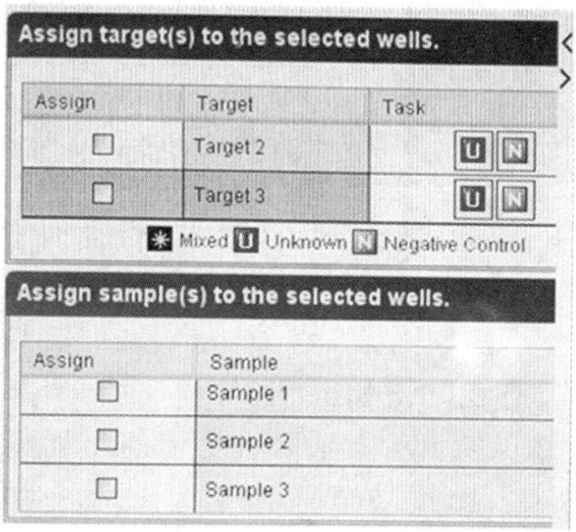
Assign target(s) to the selected wells.
Assign
Target
Task
Target 2
Target 3
U
N
Mixed
Unknown
Negative Control
Assign sample(s) to the selected wells.
Assign
Sample
Sample 1
Sample 2
Sample 3

图 41

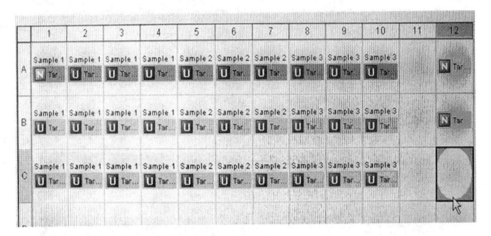

图 42

5. 打开 PCR 仪样品室,并按照第 4 步的设定位置对应放置样本。

6. 根据实际设定运行温度(图 43)。

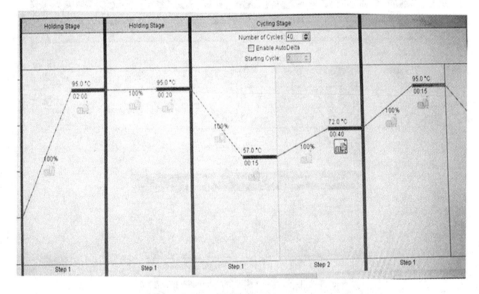

图 43

7. 设置好系统样本体积,并开始运行。

(二)维护和保养

1. PCR 仪器需要定期检测,视制冷方式而定,一般半年至少一次。

2. PCR 反应的要求温度与实际分布的反应温度是不一致的,当检测发现各孔平均温度差偏离设置温度大于 2 ℃ 时,可以运用温度修正法纠正 PCR 实际反应温度差。

3. PCR 反应过程的关键是升、降温过程的时间控制,要求时间越短越好,当 PCR 仪的降温过程超过 60 s,就应该检查仪器的制冷系统,对风冷制冷的 PCR 仪要较彻底地清理反应底座的灰尘;对其他制冷系统应检查相关的制冷部件。

4. 一般情况如能采用温度修正法纠正仪器的温度时,不要轻易打开或调整仪器的电子控制部件,必要时要请专业人员修理或利用仪器电子线路详细图纸进行维修。

5. 一些具体的保养维护方法:

(1) 样品池的清洗 先打开盖子,然后用 95% 乙醇或 10% 清洗液浸泡样品池 5 min,然后清洗被污染的孔;用微量移液器吸取液体,用棉签吸干剩余液体;打开 PCR 仪,设定保持温度为 50 ℃ 的 PCR 程序并使之运行,让残余液体挥发去除。一般 5~10 min 即可。

(2) 热盖的清洗 对于荧光定量 PCR 仪,当有荧光污染出现,而且这一污染并非来自样品池时,或当有污染或残迹物影响到热盖的松紧时,需要用压缩空气或纯水清洗垫盖底面,确保样品池的孔干净,无污物阻挡光路。

(3) 仪器外表面的清洗 清洗仪器的外表面可以除去灰尘和油脂,但达不到消毒的效果。选择没有腐蚀性的清洗剂对 PCR 仪的外表面进行清洗。

(4) 更换保险丝 先将 PCR 仪关机,拔去插头,打开电源插口旁边的保险盒,换上备用的保险丝,观察是否恢复正常。

三、流式细胞仪的使用与保养

流式细胞仪(flow cytometer)是对细胞进行自动分析和分选的装置(图 44)。

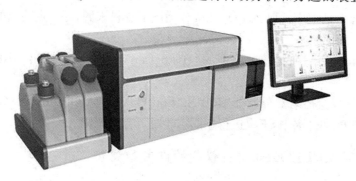

图 44 流式细胞仪

它可以快速测量、存贮、显示悬浮在液体中的分散细胞的一系列重要的生物物理、生物化学方面的特征参量,并可以根据预选的参量范围把指定的细胞亚群从中分选出来。多数流式细胞计是一种零分辨率的仪器,它只能测量一个细胞的诸如总核酸量、总蛋白量等指标,而不能鉴别和测出某一特定部位的核酸或蛋白的多少。

（一）开机程序

1. 检查稳压器电源,打开电源,稳定 5 min。

2. 打开储液箱,倒掉废液,并在废液桶中加入 400 mL 漂白水原液。打开压力阀,取出鞘液桶,将鞘液桶加至 4/5 满(一般可用三蒸水,做分选必须用 PBS 或 FACSFlow),合上压力阀。确实盖紧桶盖,检查所有管路是否妥善安置。

3. 将 FACSCalibur 开关打开,此时仪器功能控制钮的显示应是"STAND-BY",预热 5~10 min。排出过滤器内的气泡。

4. 如果需要打印,打开打印机电源。

5. 打开电脑,等待屏幕显示出标准的苹果标志。

6. 执行仪器 PRIME 功能一次,以排除 Flow cell 中的气泡。

7. 分析样品时,先用 FACSFlow 或 PBS 进行"HIGH RUN"约 2 min。

做过分选后,每次开机后需冲洗管道:在分选装置上装两个 50 mL 离心管,不接通浓缩系统,摁下右下角白色按钮开始冲洗。待自动停止后接通浓缩装置,同上法冲洗一次。

（二）预设获取模式文件(Acquisition Template Files)

1. 从苹果标志中选择"CELLQuest"建一个新视窗,可利用此视窗编辑一个获取模式文件。

2. 选取屏幕左列绘图工具中的 Dot Plot,绘出一个或多个 Dot Plots(点图)。从 Dot Plot 对话框中选取 Acquisition 作为图形资料来源,并确定适当的 x 轴和 y 轴参数。

3. 选取屏幕左列绘图工具中的"Histogram",同上法可绘出 Histogram(直方图)。

4. 将此视窗命名后储存于"FACStation G3\BD Applications \CELLQuest Folder \EXP"文件夹中,下次进行相同实验时可直接调用。

（三）用 CELLQuest 进行仪器的设定和调整

1. 从苹果画面中选取"CELLQuest",进入 CELLQuest 后在"File"指令栏中打开合适的获取模式文件。

2. 从屏幕上方"Acquire"指令栏中,选取"Connect to Cytometer"(快捷键:Ctrl+B)进行电脑和仪器的联机。将出现的"Acquision Control"对话框移至合适位置。

3. 从"Cytometer"指令栏中,开启"Detectors/Amps""Threshold""Compensation""Status"等四个对话框,并将它们移至屏幕右方,以便获取数据时随时调整获取条件。也可以用 +1,2,3,4 获得此四个对话框。

4. 在"Detectors/Amps"对话框中,先为每个参数选择适当的倍增模式(amplifier mode):线性模式 Lin 或对数模式 Log。一般进行细胞表面抗原分析如分析外周血的淋巴细胞亚群时,FSC 和 SSC 多以线性模式 Lin 测量,且"DDM Param"选择 FL2,而 FL1, FL2 与 FL3 则以对数模式 Log 测量;分析细胞 DNA 含量时,FSC,SSC,FL1,FL2,FL3 皆以 Lin 进行测量,且 DDM Param 选择 FL2;分析血小板表型时,FSC,SSC,FL1,FL2,FL3 等均以 Log 进行测量。

5. 放上待检测的样品,将流式细胞仪设定于"RUN",流速可在"HIGH"或"LOW"上。

6. 在 Acquision Control 对话框中,选取"Acquire",开始获取细胞。在以下的仪器调整过程中随时选取 Pause/Restart 以观察调整效果。未完全调整好之前不要去掉 SETUP 前的"3"。

7. 在"Detectors/Amps"对话框中,调整 FSC 和 SSC 探测器中的信号倍增度:PMT voltages(粗调)与 Amp Gains(细调),使样品信号出现在 FSC-SSC 点图内,且三群细胞合理分布。

8. 在"Threshold"对话框中选择适当的参数设定 Threshold,并调整 Threshold 的高低,以减少噪音信号(细胞碎片)。一般做细胞表型时用 FSC-H 而做 DNA 时用 FL2-H。Threshold 并不影响检测器对信号的获取,但可改善画面质量。

9. 从屏幕左列绘图工具中选取 Region(区域),并在靶细胞周围设定区域线,即通常所说的门。圈定合适的细胞群可使仪器调整更为容易。

10. 在"Detectors/Amps"对话框中,调整荧光检测器(FL1, FL2, FL3, FL4 等)的倍增程度。根据所用的荧光阴性对照样品调整细胞群,使之分布在正确的区域内。

11. 在"Status"对话框中可见:Laser Power:正常值──Run/Ready 为 14.7 mW,Standby 为 5 mW;Laser current:正常值为 6 Amps 左右。

12. 调整好的仪器设定可在 Instrument Settings 对话框中储存,下次进行相同实验时可调出使用,届时只需微调即可。当所有样品分析完毕,即换上三蒸水,并将流式细胞仪置于"STANDBY"状态,以保护激光管。

（四）关机程序

1. 从"File"中选择"Quit",退出软件,选择"Don't Save"至苹果屏幕。

2. 用 4 mL 1:10 稀释的漂白水作样品,将样品置于旁位(vacuum is on),以外管吸去约 2 mL,在将样品架置于中位(vacuum is off),再使用"HIGH RUN"5 min(内管吸去 2 mL)。

3. 改用三蒸水 4 mL 作样品,同上处理。

4. 按"Prime"三次。

5. 此时仪器自动转为"STANDBY"状态,换 2 mL 三蒸水。必须在仪器处于"STANDBY"状态 10 min 后再依次关掉计算机、打印机、主机、稳压电源,以延长激光管寿命,并确保应用软件的正常运行。

（五）流式细胞仪的注意事项

1. 光电倍增管要求稳定的工作条件,暴露在较强的光线下以后,需要较长时间的"暗适应"以消除或降低部分暗电流本底才能工作;另外还要注意磁屏蔽。

2. 光源不得在短时间内(一般要 1 h 左右)关上又打开;使用光源必须预热并注意冷却系统工作是否正常。

3. 液流系统必须随时保持液流畅通,避免气泡栓塞,所使用的鞘流液使用前要经过过滤、消毒。

4. 注意根据测量对象的变换选用合适的滤片系统、放大器的类型等。

5. 特别强度每次测量都需要对照组。

（六）流式细胞仪的维护

由于该仪器比较昂贵且精密,操作人员使用不当就很容易使液流部位出问题,所以需要加强日常的保养工作。

1. 所用溶液都要进行过滤处理,样本在上机前也要过滤,以免时间久了出现沉淀物而堵塞喷嘴。

2. 开机后检测样本前,要检查喷嘴的畅通状况。

3. 每日关机前移开托臂,用 3~4 管 10% 次氯酸钠反复冲洗,不要让有堵塞的喷嘴带病运行,使用经过滤处理的 H_2O 或 PBS 冲洗后才关机。

4. 每天要倒空废液瓶内的废液,再注入少量的次氯酸钠或消佳净溶液,以防细菌生长。

5. 鞘液瓶内的液体加至 4/5 容量并放置一夜,防止新加入的液体有气泡产生而影响检测结果。

四、凝胶成像仪的使用与保养

凝胶成像主要用于蛋白、核酸等的分析，由白光、紫外光两种光源对凝胶进行拍摄，然后由系统自带的图像分析软件进行分析（图45）。对于一般常用的 DNA 胶片，利用分子量定量功能，通过对凝胶上 DNA Marker 条带的已知分子量注释，自动生成拟合曲线，并以它衡量得到未知条带的分子量。通过这种方法所得到的结果比肉眼观察估计要准确很多，根据与已知条带的密度做比较，可以得到未知 DNA 的含量。样品包括：EB、SYBR Green、SYBR Gold、Texas Red、GelStar、Fluoroscecin、Radiant Red 等染色的核酸凝胶；以及 Coomassie Blue、SYPRO Orange等各种染色的蛋白质凝胶等。

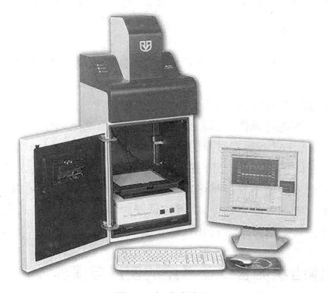

图45　凝胶成像仪

（一）凝胶成像仪的使用方法

1. 打开凝胶成像系统开关。

2. 打开电脑，打开并进入成像软件。

3. ECL 拍摄，将拍摄模式切换为"ECL 模式"，将滤光轮转到 ECL 位。选择合适的拍摄分辨率（有像素合并功能的机器都有这个功能），点击"启动"。

4. 将样品放置在样品台正中间，然后点击"自动曝光"，勾掉"负片"并调整聚焦使预览窗口中的样品图像清晰(光圈越大,自动曝光所需时间越短)。并先用单帧拍摄,拍摄一张 Mark 照片。关闭反射白光后给放置在化学发光成像板上的硝酸纤维素膜均匀加上发光液。将拍摄方式设置为"规则积分",勾上"负片",并设置好时间和张数,点击"拍摄"按钮即可。

5. 普通凝胶拍摄。将拍摄模式切换为"普通模式",将滤镜轮转到 UV 位(无滤镜轮的无需调整)。选择合适的拍摄分辨率(机器有像素合并功能),点击"启动"。

6. DNA 胶拍摄。将 DNA 胶放置在紫外台正中间,调整焦距使样品占据窗口约 80% 左右,然后点击"自动曝光",并调整聚焦使预览窗口中的样品图像清晰,然后关闭反射白光,开启透射紫外并微调,确保在紫外下处于清晰状态。

7. 蛋白质胶拍摄。将蛋白质胶放在折叠白光板的中间,关闭反射白光,开启透射白光,然后点击"自动曝光",并调整聚焦使预览窗口中的样品图像清晰。在软件界面点击"拍摄"按钮即可。

(二) 维护与保养

1. 开关抽屉时防止将 EB(溴化乙啶)沾到抽屉或暗箱上,如不慎沾上 EB,擦干后用水冲洗。

2. 透射板紫外灯寿命有限,调整图像后及时成像。

3. 若长时间不进行操作,机箱总电源将在 10 min 后关闭。

4. 拍摄时,请注意不要将过量的缓冲液倾倒在投射底座上。

5. 凝胶应及时清理,防止凝胶固化后贴附在透射板上,造成成像不清晰。

6. 实验完毕以后请不要将暗箱式抽屉完全关闭,以保证暗箱内空气畅通。

7. 请勿用该电脑处理文档等,如需拷贝图片,请将移动盘格式化后再插入。

8. 请注意保管好软件加密狗和软件光盘,以免遗失。

五、离体组织器官灌流系统的使用与保养

离体组织恒温器官灌流系统是针对当前医学院校及科研机构的药理实验自主研发的实验装置系统之一,主要用于血管环、肌条张力测量的实验装置(图 46)。它提供带氧气输入的数控恒温环境,从而保持离体组织器官的生理活性,使相关实验顺利进行。

离体组织器官恒温灌流系统提供 4 路恒温通氧组织灌流腔,适合用于血管环、平滑肌、心肌、冠状动脉、大肠等组织器官的生理学以及药理学研究。

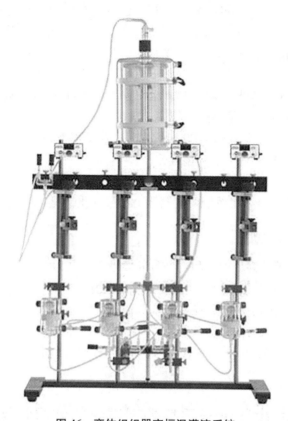

图 46　离体组织器官恒温灌流系统

（一）实验操作

1. 安装仪器组件。

2. 连接恒温水浴通路。将系统浴槽接入恒温水浴,将恒温水浴的一路出水口接到系统最右(左)边的恒温浴槽的恒温水入口处,相邻两个浴槽的恒温水入口和出口之间通过连接管相连。最左(右)端恒温浴槽的恒温水出口接入恒温水浴槽内,即可完成恒温水循环通道,当恒温水浴送出恒温水时,即可预热恒温浴槽中央腔内的营养液,从而使反应浴槽内保持恒温状态。

3. 添加营养液。封闭排液口,将预热过的营养液加入到玻璃恒温反应浴槽内腔中,通过循环水浴使其处于恒温状态。

4. 通氧。接入氧气瓶,打开氧气瓶的开关,然后缓慢调节五个浴槽通氧调气阀,使氧气呈细小气泡并从中央腔槽底缓慢泛出。

5. 制备血管环标本。

6. 安装血管环挂钩。将已套入血管环标本的挂钩上端钩挂在张力传感器悬挂孔内,下端三角钩则套入供氧钢管下端的血管环固定挂钩,调整相关部件固定位置使血管环标本挂钩垂直放置,并调节浴槽高度将血管环标本浸入恒温反应浴槽内腔的营养液中。

7. 预张力调节。调节固定微调节器中的张力微调螺钉,使血管环标本悬挂丝渐渐拉直,给血管环一定的预张力,以便于准确测出血管环在药物作用下的管壁扩张力或收缩力,此时需连接 BL-420 生物信号采集系统观察张力信号变化情况,待预张力信号稳定时即可进入下一步操作。

8. 添加反应药液。预张力(即静息张力)调节完成以后,即可添加反应药液。通过 BL-420 生物信号采集系统可观察张力信号变化情况。

（二）保养与维护

1. 恒温实验环境为玻璃制品,易碎,务必轻拿轻放。
2. 使用前请调整好底座角钉,使仪器平稳放置。
3. 张力传感器的丝杆调整应在要求范围内,避免超范围使用而损坏设备。
4. 使用完毕请及时对仪器进行清洗,保持仪器清洁。
5. 若长时间不使用,放在通风干燥、没有腐蚀性气体的环境中,避免阳光直射。

六、计算机生物信号采集处理系统的使用与保养

计算机是一种现代化、高科技的自动信息分析、处理设备。随着电子计算机技术在生物、医学领域的广泛应用,使原先不易进行的一部分生物信息的检测变得简易可行。利用计算机采集、处理生物信息,让计算机进入机能学实验室已成为必然趋势。

计算机生物信号采集处理系统就是以计算机为核心,结合可扩展的软件技术,集成生物放大器与电刺激器,并且具备图形显示、数据存储、数据处理与分析等功能的电生理学实验设备。对生物信号采集系统的了解和熟练使用,是今后完成生理学实验的数据和图形采集、储存和处理所必须具备的基本技能之一。

（一）生物信号采集处理系统工作原理

生物信号采集处理系统是指观察者可以通过该系统观察到各种生物体内或离体器官中的各种生物电信号以及张力、压力和温度等非电信号的一套检测系统。其原理是:首先将原始的生物机能信号,包括生物电信号和通过传感器引入的生物

非电信号进行放大、滤波等处理,然后对处理的信号通过模数转换进行数字化处理,并将数字化后的生物机能信号传输到计算机内部,计算机则通过专用的生物机能实验系统软件接收从生物信号放大、采集硬件传入的数字信号,然后对这些收到的信号进行实时处理,一方面进行生物机能波形显示,另一方面进行生物机能信号的实时存贮。另外,它还要根据操作者的命令对数据进行指定的处理和分析。对于存贮在计算机内部的实验数据,生物机能实验系统软件可以随时将其调出进行观察和分析,还可以将重要的实验波形和分析数据进行打印。

(二)生物信号采集处理系统工作部件

计算机生物信号采集处理系统由硬件和软件两大部分组成。硬件主要完成对各种生物电信号(如心电、肌电、脑电)与非生物电信号(如血压、张力、呼吸)的采集,并对采集到的信号进行调整、放大,进而对信号进行模/数(A/D)转换,使之输入计算机。软件主要用来对已经数字化的生物信号进行显示、记录、存储、处理及打印输出,同时对系统各部分进行控制,与操作者进行对话。

计算机生物信号采集处理系统在功能上基本可替代原来的刺激器、放大器、记录仪、示波器等。此外,引进模拟实验系统软件还可以演示简单重复的印证性实验,在动手前预习实验,甚至代替部分实验。微机生理系统已成为生理实验教学与研究的一个发展方向。

1. 传感器和放大器　生物所产生的信息,其形式多种多样,除生物电信号可直接检取外,其他形式的生物信号必须先转换成电信号,微弱的电信号还需经过放大,才能作进一步的处理。生物信号采集处理系统中的刺激和放大器都是由计算机程序控制的,其工作原理和一般的刺激器、放大器完全一样。主要的区别在于一般仪器是机械触点式切换,而生物信号采集处理系统是电子模拟开关,由电压高低的变化控制,是程序化管理,提高了仪器的可靠性,延长了仪器的寿命。

2. 生物信号的采集　计算机在采集生物信号时,通常按照一定的时间间隔对生物信号取样,并将其转换成数字信号后放入内存,这个进程称为采样。

(1) A/D转换器　生物信号通常是一种连续的时间函数,必需转换为离散函数,再将这个离散的函数按照计算机的“标准尺度”数字化,以二进制表达,才能被计算机所接受。A/D转换设备能提供多路模/数转化和数/模转换。A/D转换需要一定时间,这个时间的长短决定着系统的最高采样速度。A/D转换的结果是以一定精度的数字量表示,精度愈高,(曲线的)幅度的连续性愈好。对一般的生物信号采样精度不应低于12位数字。转换速度和转换精度是衡量A/D转换器性能的重要指标。

（2）采样　与采样有关的参数包括通道选择、采样间隔、触发方式和采样长度等方面。

① 通道选择：一个实验往往要记录多路信号，如心电、心音、血压等。计算机对多路信号进行同步采样，是通过一个"多选一"的模拟开关完成的。在一个很短暂的时间内，计算机通过模拟开关对各路信号分别选通、采样。这样，尽管对各路信号的采样有先有后，但由于"时间差"极短暂，因此，仍可以认为对各路信号的采样是"同步"的。

② 采样间隔：原始信号是连续的，而采样是间断进行的。对某一路信号而言，两个相邻采样之间的时间间隔称为采样间隔。间隔愈短，单位时间内的采样次数愈多。采样间隔的选取与生理信号的频率也有关，采样速率过低，就会使信号的高频成分丢失。但采样速率过高又会产生大量不必要的数据，给处理、存储带来麻烦。根据采样定律，采样频率应大于信号最高频率的 2 倍。实际应用时，常取信号最高频率的 3~5 倍来作为采样速率。

③ 采样方式：采样通常有连续采样和触发采样两种方式。在记录自发生理信号（如心电、血压）时，采用连续采样的方式。而在记录诱发生理信号（如皮层诱发电位）时，常采用触发采样的方式。后者又根据触发信号的来源分为外触发和内触发。

④ 采样长度：在触发采样方式中，启动采样后，采样持续的时间称为采样长度。它一般应略长于一次生理反应所持续的时间。这样既记录到了有用的波形，又不会因采集太多无用的数据造成内存的浪费。

3. 生物信号的处理　计算机生物信号采集处理系统因其强大的计算功能，可起到滤波器的作用，而且性能远远超过模拟电路，恢复被噪音所淹没的重复性生理信号。人们可以测量信号的大小、数量、变化程度和变化规律，如波形的宽度、幅度、斜率和零交点数等参数。做进一步的分类统计、分析给出各频率分能量（如脑电、肌电及心率变异信号）在信号总能量中所占的比重，从而对信号源进行定位。对实验结果可以用计数或图形方式输出。对来自摄像机或扫描仪的图像信息经转换后，也可输入计算机进行分析。所以计算机生物信号采集处理系统，不仅具备了刺激器、放大器、示波器、记录仪和照相机等仪器的记录功能外，而且还兼有微分仪、积分仪、触发积分仪、频谱分析仪等信号分析器的信息处理功能。为节省存储空间，计算机可对其获得的数据按一定的算法进行压缩。

4. 动态模拟　通过建立一定的数学模型，计算机可以仿真模拟一些生理过程，例如激素或药物在体内的分布过程、心脏的起搏过程、动作电位的产生过程等均可用计算机进行模拟。除过程模拟外，利用计算机动画技术还可在荧光屏上模拟心脏泵血、胃肠蠕动、尿液生成及兴奋的传导等生理过程。

（三）BL-420F 生物信号采集处理系统的使用方法

1. 打开计算机，找到桌面上软件的快捷键（图 47）。

图 47　BL-420F 生物机能实验系统快捷键

2. 左键双击快捷键，出现如图 48 所示窗口。

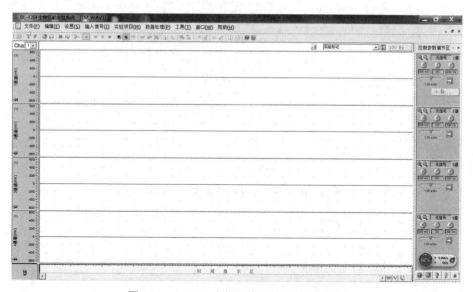

图 48　BL-420F 生物机能实验系统界面(1)

3. 用鼠标选择上方"实验项目"，左键单击后出现新的界面（图 49）。

4. 直接选择相应的实验名称左键单击即可。如选择"动脉血压调节"，左键单击后出现如图 50 所示界面。

5. 如选择"呼吸记录"，左键单击后可描记出曲线（图 51）。

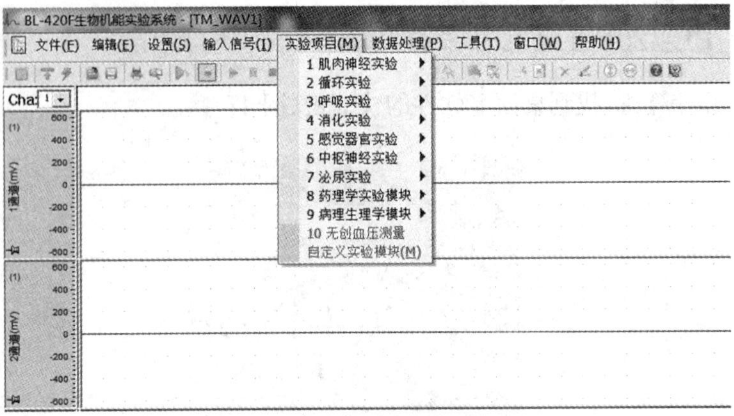

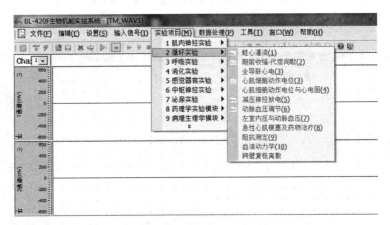

图 49　BL-420F 生物机能实验系统界面(2)

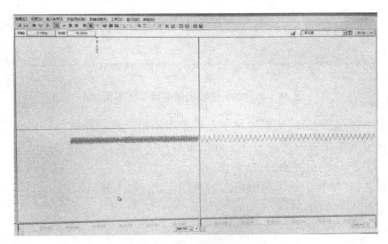

图 50　BL-420F 生物机能实验系统界面(3)

图 51　"呼吸记录"可描记曲线

（四）BL-420F 生物信号采集处理系统的维护与养护

1. 电源开关用来打开或关闭硬件设备,注意在采样的过程当中不要关闭此电源。

2. 生物放大系统有通道 1、通道 2、通道 3、通道 4 等多通道,分别是独立的放大器通道,其中有专用的心电通道,不能进行其他的信号采集。

3. 监听输出口旁边的口与串口线连接,它是用来传输刺激命令的。地线接口用来接地线以减少外界环境对有效信号的干扰。

4. 使用直流状态,即使用传感器进行非电信号实验时,要对通道进行调零,执行"设置"菜单中的"当前通道调零"菜单项进行自动调零,若是偏离太大,则先调传感器的电位器。

5. 实验结束之后应关闭整个系统各部分电源,及时清除系统部件中杂物。传感器属于高敏感器件,应小心保管。

第三章　常见实验动物操作技术

第一节　动物的标记与分组

一、动物的标记方法

实验动物编号的标记方法应该是:标号清晰耐久、简便易读。常用的方法有被毛染色法、耳缘打孔法、烙印法和号牌法等。

(一) 染色法

染色法(图52)一般用于大鼠、小鼠、兔的短期实验编号标记。常用3%～5%的苦味酸溶液(黄色)、2%的硝酸银溶液(咖啡色)、0.5%的中性品红溶液(红色)的

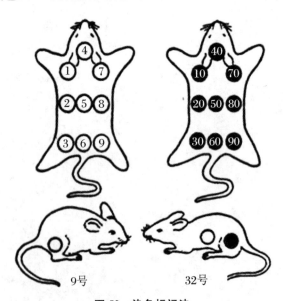

9号　　　　　　　32号

图52　染色标记法

染液在动物明显体位被毛上进行涂染编号识别。编号的原则是"先左后右,先上后下"。1 号标记左前腿部,2 号标记左侧腰部,3 号标记左后腿部,4 号标记头部,5 号标记腰背部,6 号标记尾部,7 号标记右前腿部,8 号标记右侧腰部,9 号标记右后腿部,10 号不涂色。用单一颜色可标记 1~10 号。如果动物数量超过 10 只,可用两种颜色共同标记,即一种颜色代表十位,另一种颜色代表个位,这样可标记到99 号。

(二)耳缘打孔标记法

耳缘打孔标记法(图 53)即使用动物专用耳孔器在动物耳朵的不同部位打一小孔或打成缺口来表示一定号码的方法。打孔原则,左耳代表十位,右耳代表个位。这种方法可标记 100 只左右的动物。打孔法应注意防止孔口愈合,多使用消毒滑石粉涂抹在打孔局部。

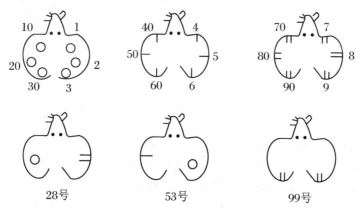

图 53 耳缘打孔标记法

(三)烙印法

烙印法用刺数钳在动物耳上刺上号码,然后用棉球蘸着溶于酒精中的黑墨在刺号上涂抹。此号码永久固定,作为该动物的终身号,适用于长期或慢性实验的大动物编号。犬、兔等耳朵较大的实验动物尤为适用。

(四)号牌法

号牌法用金属制的号牌固定于实验动物耳上,或系于大动物的项圈上。

此外,还有剪趾法、剪毛法、针刺法、去鳞法等,根据实际情况选择。对猴、犬、猫等大动物数量较少时有时可以不做特别标记,只记录它们的外表和毛色特征即可。

二、动物的分组

(一) 分组原则

动物分组的合理性和适当性是动物实验设计的一个重要方面,其目的是使一切干扰实验的因素分配到各组时只受单纯随机抽样误差的影响,而不受实验者主观因素的影响。实验动物分组应严格按照随机分组的原则进行,使每只动物都有同等机会被分配到各个实验组中去,尽量避免人为因素对实验造成的影响。注意要同性别关在一起,避免雌雄混居导致雌性动物受孕。

(二) 建立对照组

1. 空白对照 指在对照组不加任何处理的"空白"条件下进行观察、研究。如动物中的诱癌试验,需设立与实验组动物种属、窝别、性别、体重均相同的空白对照组,以排除动物本身可能自然患癌的影响。

2. 实验对照 指在一定实验条件下所进行的观察、对比。例如观察中药雾化吸入剂对于支气管哮喘的作用,为了排除单纯雾化作用的效应,在设立空白对照组时,还应该设立不加中药的雾化吸入组(如水液雾化吸入)。

3. 标准对照 以正常值或标准值作为对照,以及在所谓标准条件下进行观察的对照。如研究药物的疗效时,以公认的常规有效疗法作为对照。

4. 自身对照 如用药前后的自身对比观察,或是对照与实验在同一对象身上进行,即在观察的不同时期接受不同的疗法,然后比较它们的差异,这种方法也称为自身交叉对照。

5. 相互对照 各实验相互对照。如中医各种不同症候的对照,中药组、西药组、中西药结合治疗急性心梗的对照等。

(三) 分组方法

在动物实验时,当购入动物的年龄、体重较为均一,可用随机数目表法分组。当一批动物在年龄、体重上相差较大时,应采用随机区组法分组,使差异随机分布到各组内。随机区组法分组的方法:先确定实验的组数,将动物称重,按体重的轻重顺序编号,再用随机数字表等随机化工具,将动物随机分配至处理组及对照组进行实验观察。

1. 每组样本的数量 从理论上讲,每组样本数量越小,组间比较的抽样误差越大,统计学的可靠性就越差;每组样本数量越大,组间比较的抽样误差就越小,容易得出统计学意义。但是样本数量越大,实验所花的人力物力财力就越大。因此,每组确定适当的数量进行试验既要符合统计学要求,又可降低实验的成本。

一般情况下啮齿类大、小鼠实验分组每组10～20只,雌雄各半即可满足统计学分析的要求。如果进行长期实验,在试验中间需要处死部分进行观察,每组可适当增加至20～40只。大动物如兔、犬和猪的实验一般每组6～10只。

2. 随机区组法　以四氧嘧啶诱发小鼠糖尿病模型,用中药进行治疗观察疗效为例,实验中可分为5组:模型组、中药治疗低剂量组、中药治疗高剂量组、已知可治疗糖尿病阳性药物组和正常对照组,每组10只,5雌5雄。按下列步骤进行分组:

(1) 雌雄分开:将雌、雄动物分开,分别进行分组。

(2) 用记号笔在小鼠尾巴上随机编1～25号。

(3) 按编号称重,记录每只小鼠的体重。

(4) 按动物体重顺序依次重新编号。

(5) 5个实验组共分成5个区组,每个区组有5只体重相近的动物。第一区组5只动物为1、2、3、4、5号,第二区组为6、7、8、9、10号,其余类推。

然后在随机数表上任意指定一个起点抄录数字,抄录数字的个数等于区组数减1,如5个区组就抄录4个数字。假定在随机数表上指定第3行第一个数字为起点,并以横的方向抄录数字,每个区组抄录四个数目。第一区组为98、43、89、52,为前4个动物分组用,第5个动物无随机数字,其分组为调剂。以后的区组按顺序依次抄录数字。

(6) 每个区组的四个随机数字依次除以5,得到的余数可分别为0,1,2,3和4。余数1分配到A组(第一组);余数2分配到B组(第二组);余数3分配到C组(第三组);余数4分配到D组(第四组);余数0分配到E组(第五组)。如2个编号的余数相同,后一个编号的分配依次后退1组。区组内第五个数目为填补余缺,组内缺哪组就填入哪组。

(7) 第一区组分配完后,用同样的方法把其余各区组动物分配到各组去。结果如表1所示。

表1　动物随机分组法

动物编号	1	2	3	4	5	6	7	8	9	10	11	12	13	14	15
随机数字	05	27	84	37		41	68	38	51		56	96	81	80	
除数	5	5	5	5		5	5	5	5		5	5	5	5	
余数	0	2	4	2		1	3	3	1		1	1	1	0	
组别	5	2	4	3	1	1	3	4	2	5	1	2	3	5	4

续表

动物编号	16	17	18	19	20	21	22	23	24	25			
随机数字	4 7	8 8	7 4	5 9		7 2	4 0	2 3	6 3					
除数	5	5	5	5		5	5	5	5					
余数	2	3	4	4		2	0	3	3					
组别	2	3	4	5	1	2	5	3	4	1				

(8) 把上表整理,则各组动物编号就如表2所示。

表2　区组法分组结果

A组	编号	5	6	11	20	25
	体重					
B组	编号	2	9	12	16	21
	体重					
C组	编号	4	7	13	17	23
	体重					
D组	编号	3	8	15	18	24
	体重					
E组	编号	1	10	14	19	22
	体重					

(9) 把各组内动物用苦味酸染色标记进行重新编号。

第二节　动物捉持与固定

　　捉持与固定动物的目的是为了便于观察、给药、手术、数据采集等,使动物保持安静状态,体位相对固定,充分暴露操作部位,顺利地进行各项实验。正确抓取动物,可避免动物咬伤人,避免造成动物的伤亡和应激反应,保障动物实验的顺利进行。

一、小鼠

　　小鼠的捉持方法有双手捉持及单手捉持两种方法(图 54)。双手捉持法：右手提起鼠尾，放在粗糙物(如鼠笼)上面，轻向后拉其尾，此时小鼠前肢抓住粗糙面不动；迅速用左手拇指和食指捏住双耳及头部皮肤，无名指、小指和掌心夹其背部皮肤及尾部，便可将小鼠完全固定。单手捉持，难度较大，先用拇指和食指抓住小鼠尾巴，用小指、无名指和手掌压住尾根部，再用腾出的拇指、食指及中指抓住鼠双耳及头部皮肤而固定。

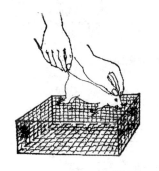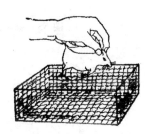

图 54　小鼠捉持法

二、大鼠

　　大鼠攻击性强，操作过程防止被其咬伤。大鼠捉持应采用双手捉持法，捉持前先戴上手套，右手轻轻抓住鼠尾向后拉，左手拇指和食指捏住颈及前颈部，其余三指握住整个身体即可。

三、豚鼠

　　豚鼠性情温和，可直接用左手抓住身体即可，或以右手抓住其头颈部，左手抓住两后肢(图 55)。

四、兔

　　一般右手抓住兔颈背部皮肤，将其提起，左手托住臀部呈坐位姿态。或右手抓住颈背部皮肤，左手托住腹部呈卧位姿势，抓取时不要抓其两耳，以防兔挣扎(图

56）。根据实验需要进行固定，如需兔耳静脉采血，可用兔盒固定（图 57）；如要测量血压、呼吸等实验和手术，可将兔固定在兔手术固定台上，兔头可用兔头固定夹固定（图 58）。

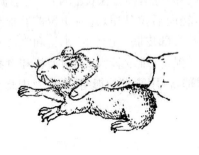
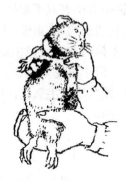

图 55　豚鼠的抓取固定方法

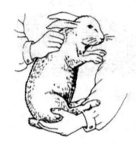
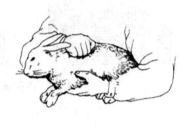

图 56　家兔的正确抓取方法

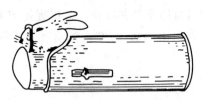

图 57　家兔盒式固定法

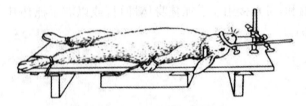

图 58　家兔台式固定法

五、犬

实验时第一个步骤就是要绑住犬嘴。驯服的犬在绑嘴时可从侧面靠近,轻轻抚摸其颈背部皮毛,然后迅速用布带缚住其嘴。方法是用布带迅速兜住犬的下颌,绕到上颌打一个结,再绕回下颌下打第二结,然后将布带引至头后颈项部打第三个结,并多系一个活结(以备麻醉后解脱)。注意捆绑松紧度要适宜,倘若此举不成,应用狗头钳夹住其颈部,将犬按倒在地,再绑其嘴。如实验需要静脉麻醉时,可先使动物麻醉后再移去狗头钳,解去绑嘴带,把动物放在实验台上,然后先固定头部,再固定四肢。

为防止犬咬人,在实验前应将犬嘴套住并将嘴套上的绳带拉至耳后颈部打结固定。犬嘴亦可用绳带固定,操作时将绳带绕过犬嘴的下部打结,并绕到颈后部再次打结固定,以防绳带滑脱(图59)。

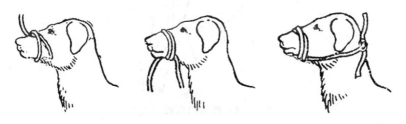

图 59　狗嘴捆绑法

在急性实验时,通常将麻醉犬仰位置于手术台上,四肢绑上绳带,将绳带拉紧固定在手术台边缘固定器上。取下嘴套或绳带将一金属棒绑缚犬嘴并固定于手术台的立柱上。

在慢性实验时,需经约两周时间的训练。实验者必须每日亲自喂饲,逐渐驯化,在实验时即可以达到充分的合作。

六、猫

捉拿时先轻声呼唤安抚,再慢慢用手轻抚猫的头、颈及背部,抓住其颈背部皮肤并以另外一只手抓其腰背部。操作时注意猫的利爪和牙齿,勿被其抓伤或咬伤,必要时可用固定袋将猫固定。

七、蟾蜍

给动物的体表包一层湿布,直接将动物背部紧贴左手手掌,把后肢拉直,并用左手的中指、无名指、小指压住其左腹侧和后肢,拇指和食指分别压住左、右前肢,用右手进行操作(图60)。抓取蟾蜍时,注意不要挤压其两侧耳部突起的毒腺,以免毒液溅入操作者的眼中,造成损伤。

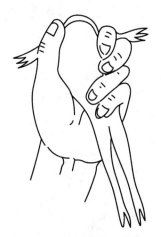

图60 蛙、蟾蜍抓取固定方法

八、鸟类动物

小型鸟类最好是模拟夜间条件下抓取,即在抓取之前用关灯或遮门窗等方法使房间、圈台或笼子黑一会儿,在黑暗中慢慢接近它们。抓取时用食指和拇指或食指和中指抓其颈部,使鸟的背部贴于手掌,腿固定在无名指和小指之间。体型较大的鸟类,用两只手抓住并使鸟腿伸展,让拇指和其他手指轻轻地将鸟翅压在其身上,并牢牢地固定。鸡、鸭、鹅等的抓取方法是用一只手抓住其双翅的基部,用另一只手进行其他操作。

九、小型猪

体型较小的猪采用抱住胸或双手捉起两后肢的方法固定。

第三节　动物给药途径及血液、体液的采集方法

一、动物给药途径

动物常用的给药途径有灌胃给药、吸入给药、经皮给药和注射给药等（见附表3）。根据药物的性质、实验要求、剂型等选择给药途径。

（一）灌胃给药

1. 小鼠和大鼠　灌胃给药剂量准确，是借灌胃器将药物直接灌到动物胃内的一种常用给药法。大、小鼠灌胃用专用灌胃器，由注射器和灌胃针组成，灌胃针尖端焊有一金属小圆球，金属球中空，用途是防止灌胃针插入时造成损伤；将灌胃针插头紧紧连接在注射器的接口上，吸入定量的药液。灌胃时左手固定鼠，右手持灌胃器，将灌胃针从鼠的嘴角插入口中，沿咽后壁慢慢插入食道，使其前端到达膈肌位置，灌胃针插入时应无阻力，如有阻力或动物挣扎则应退针或将针拔出，以免损伤、穿破食道或误入气管（图61）。一般小鼠一次灌注药量0.1~0.2 mL/10 g体重，一般不超过0.25 mL/10 g体重，大鼠灌胃量一般为1~2 mL/100 g体重。

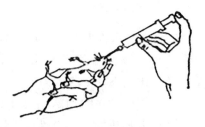

图61　小白鼠的灌胃法

2. 兔　家兔灌胃一般要借助于开口器、灌胃管进行。先将动物固定，再将开口器固定于上下门齿之间。然后将灌胃管（常用导尿管代替）从开口器的小孔插入动物口中，沿咽后壁而进入食道。插入后应检查灌胃管是否确实插入食道。可将灌胃管外开口放入盛水的烧杯中，若无气泡产生，表明灌胃管被正确插入胃中，未误入气管。此时将注射器与灌胃管相连，注入药液（图62）。

3. 犬　将犬固定于特制的固定架上，实验时将木制开口器从一侧口角放入犬上下门齿间固定，用左手或绳子固定口腔，将木制开口器横放，右手持12号胃管由开口器的小圆孔向咽后壁方向不断插入，导管另一端置于一杯清水中，若连续出现气泡，说明插入气管，应立即拔出胃管，重新操作。如无气泡，说明没有插入气管，插至约20 cm，即可到达胃内，药液注入后再注入少量空气将管中残存的药液全部注入胃中。犬的灌药量为每只每次200~500 mL。

4. 猫　应给予轻度麻醉后用导尿管从鼻腔或口腔插入食管内给药。

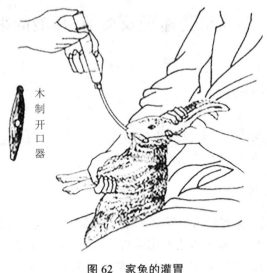

木制开口器

图 62　家兔的灌胃

（二）吸入给药

1. 滴鼻法　抓取和固定鼠,用微量移液管吸取一定量的药液或病原微生物,少量多次直接滴在鼠两侧鼻孔上,使其吸入。一般小鼠可吸入 25～50 μL,大鼠可吸入 50～100 μL,兔可吸入 1.0～2.0 mL。

2. 采用瓶(柜)给药法　将小鼠放入瓶内(具有磨口瓶塞的广口瓶,体积为 20～25 L,每瓶可放 5 只小鼠),在瓶内悬挂滴药滤纸,将一定量的易蒸发毒物滴加在滤纸上后迅速盖上瓶盖,用蜡密封,摇匀,接触 2 h。接触期间应密切观察动物反应,记录动物的反应情况。体积较大或数量较多的动物可使用木制柜或铁式柜给药,方法同上。

3. 特制流动柜式给药法　可通过机械通风装置连续不断地向柜内送入受检药物和新鲜空气,并排出等量的污染空气,以创造一个稳定的、动态平衡的给药环境。此法优点是浓度恒定,不受体积限制,适用于兔、豚鼠、猫及大鼠等体积较大动物的慢性中毒实验。

4. 气管注入法　经气管注入毒物是观察毒物经呼吸道进入机体的方法之一。其优点是方法简单易行,不需复杂设备;染毒剂量较准确;形成中毒或尘肺病理模型速度快;用毒物量少。其缺点为气管注入与自然吸入的毒作用可能有差异,不能发挥上呼吸道的自卫作用;操作易造成损伤,如操作不当可致动物窒息甚至死亡。故此法一般仅限于急性染毒实验,不宜用作慢性染毒或染尘试验。

气管注入法可采用经喉插入法、气管穿刺法、暴露气管穿刺法三种方法。大鼠、豚鼠多采用经喉插入法；兔气管较粗，多取气管穿刺法。

（三）经皮给药

1. 浸尾法　常用大、小鼠经尾皮给药。本法用于定性地判断毒物经皮吸收的能力。给药前先将动物放入特制的固定盒内，尾巴露在盒外。鼠尾穿过软木塞小孔插入内置药物或毒物的试管内，插入的长度不小于尾巴全长的 3/4。浸尾 2～6 h。浸尾时密切观察动物的反应。

2. 浸皮法　家兔、豚鼠和猪经皮给药的部位为脊柱两侧的皮肤。脱毛 24 h 后，先检查处理过的皮肤是否有刀伤或过度腐蚀的创口，以及有无炎症、过敏等现象。如有，应立即暂停试验，至动物完全恢复。若无，在脱毛区上方盖上玻璃钟罩。用万能胶或透明胶带将罩底固定在去毛皮肤上，沿四周封严，按原设计剂量用吸管由罩柄加入，塞紧罩柄口。待受检物完全吸收后解开洗净（时间需 2～6 h），继续观察。观察时间随实验目的而定。

3. 浸眼法　一般家兔使用此法。给药前先观察并记录角膜、虹膜及结膜情况，已有病变或炎症者，剔除不用。将兔固定在兔箱内或在腋下，左手拇指和食指拉开兔下眼睑呈杯夹状，中指压住眼内眦，以防药液由鼻泪管流入鼻腔内而被吸收，然后将受试物 0.1 mL 或 0.1 g 滴入或涂入一侧眼结膜囊内，另一侧用赋形剂作为对照，给受试动物的眼睛被动闭合 8～10 s，观察给受试物后 6 h、24 h、48 h、72 h 至 7 d 眼的局部反应情况（图 63）。

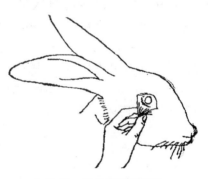

图 63　家兔眼睑给药法

（四）注射给药

1. 皮下注射　皮下注射一般选取皮下组织疏松的部位（图 64）。常用的皮下注射部位大、小鼠为下腹部两侧，兔为背部脊柱两侧，豚鼠为后大腿内侧，犬、猫为大腿外侧。一般小鼠用量为 0.05～0.25 mL/10 g 体重，大鼠一次注射药量小于 1.0 mL/100 g 体重，兔为 0.5～1.0 mL/kg 体重。

2. 皮内注射　此法用于观察皮肤血管通透性变化或皮肤反应。大鼠、小鼠、豚鼠和家兔通常选用背部脊柱两侧的皮肤。注射前应将注射部位的被毛剪去，用结核菌素注射器带 4 号针头刺入皮下，然后使针头向上挑起，进入皮内。当药物注入皮内时,可见皮肤表面马上鼓起橘皮样小泡。此小泡如不很快消失,则证明药物确定注射在皮内;如很快消失,就可能注射在皮下,应重换部位注射。

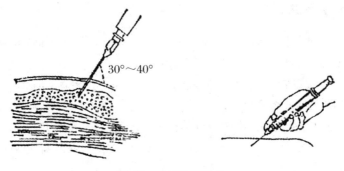

30°~40°

图64　皮下注射方法

3. 肌内注射　肌内注射的部位一般选择肌肉丰满而无大血管通过的臀部或大腿外侧。不溶于水的油剂药物常采用肌肉注射。大鼠、小鼠一般注射大腿外侧肌肉,注射时针头宜斜刺迅速入肌肉,回抽针栓如无回血,即可注射(图65)。小鼠每条腿的注射量不宜超过 0.1 mL,兔为 0.5~1.0 mL/kg 体重。

4. 腹腔注射　多自下腹部两侧进针,这样可避免刺伤肝、脾或膀胱。大、小鼠腹腔注射的方式基本相同,注射过程中避免刺破膀胱(图66)。一般小鼠的一次注射量为 0.1~0.2 mL/10 g 体重,大鼠注射量为 1~2 mL/100 g 体重,兔一般为 1.0~5.0 mL/kg 体重。

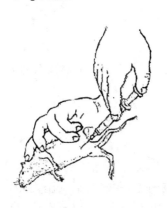

图65　小鼠肌内注射

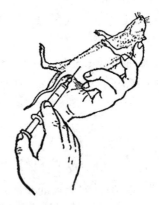

图66　小鼠腹腔注射

5. 静脉注射

(1) 大、小鼠的尾静脉注射法　大鼠、小鼠常采用尾静脉注射(图67),鼠尾静脉共有3根,左右两侧和背侧各1根,两侧尾静脉比较容易固定,故常被采用。将大、小鼠装入固定盒器内固定好,尾巴置于 45~55 ℃水浴中浸泡 1~2 min 或用酒精擦拭使血管扩张。用左手中指和拇指将尾拉直,食指托住尾部。消毒后右手持带有 4 号针头的注射器在尾巴下 1/4 处刺入尾静脉。先注入少许药物,观察针头是否确已进入尾静脉,然后即可缓慢注入。注射完毕拔出针头,用无菌棉球压迫止血。注射量小鼠为 0.2～1.0 mL/10 g 体重,大鼠为 0.5～2.0 mL/100 g 体重。此外,大鼠还可采用舌下静脉给药。

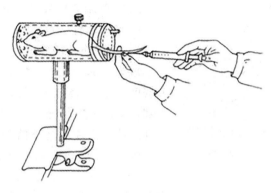

图 67 小鼠尾静脉注射

(2) 兔耳缘静脉注射法　注射时先将家兔用固定盒固定,用弯头剪毛剪剪去注射部位的毛,用酒精棉球涂擦耳缘静脉,并用手指弹动或轻轻揉擦兔耳,使静脉充血,然后用左手食指和中指压住耳根端,拇指和小指夹住耳边缘部,以无名指放在耳下作垫,右手持注射器从静脉末端刺入血管,注入药液(图 68)。注射后,用纱布或脱脂棉压迫止血。

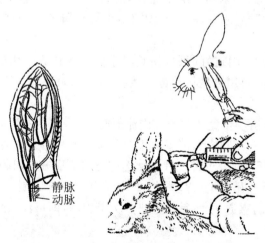

静脉
动脉

图 68 家兔耳缘静脉注射方法

(3) 犬静脉注射法　对已麻醉的犬可选用股静脉,但需切开该部位的皮肤。

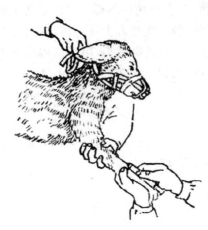

图 69　犬前肢内侧头静脉注射法

对未经麻醉的犬,采用前肢皮下头静脉(图 69)或后肢小隐静脉或耳缘静脉。操作时,抓取和固定好犬,先将注射部位的毛剪去。在静脉血管的近心端,用橡皮带绑扎肢体,使血管充盈。注射器针头向静脉血管的近心端方向刺入。回抽注射器针栓,如有回血,则证明针头在血管内,松开橡皮绑带,即可将药液注射,乳鼠为 1～2 μL,成年鼠为 3～5 μL。颈静脉注射时应有助手帮助固定犬,术者左手拇指压迫颈部上 1/3 部位,使颈静脉充血,右手持针头穿刺进针。静脉滴注可将清醒的犬固定在一个门框内,在前肢皮下头静脉或后肢隐静脉穿刺进针滴注。

(4) 脑内注射　将大、小鼠置于实验台上,用左手拇指和食指固定鼠头,消毒额部后,在眼与耳连线的中点处垂直进针 2～3 mm。注射量乳鼠为 0.01～0.02 mL,成年鼠为 0.03～0.05 mL。此法常用于病原微生物的鉴定和诊断,观察接种后的病理变化。

6. 脚掌注射

(1) 大鼠和小鼠　脚掌注射时,一般取后脚。注射时,先将小鼠需注射的脚掌消毒,然后将针尖刺入脚掌约 5 mm,推注药液。一次最大注射量为 0.25 mL。注意不能使用完弗氏佐剂,因其注入脚掌后可导致脚掌部位严重肿胀、溃烂甚至坏死。

(2) 豚鼠　由助手固定好豚鼠,使其脚掌面向操作者。用棉签蘸水将脚掌洗净,特别是脚趾之间,再用酒精棉消毒。然后,用 7 号针头刺入脚掌约 10 mm,缓慢注入药液。

7. 关节腔内注射　家兔作关节腔内注射时,应将家兔麻醉后仰卧位固定于兔固定台上。剪去关节部位被毛,消毒后用左手从下方和两旁将关节固定,在髌韧带附着点外上方约 0.5 cm 处进针。针头从上前方向下后方倾斜刺进,直至针头遇阻力变小为止,然后针头稍后退,以垂直方向推到关节腔中。针头进入关节腔时,通常有好像刺破薄膜的感觉,表示针头已进入关节腔内,即可注入药物。

二、动物血液采集

（一）血液采集方式

1. 大鼠小鼠采血方法

（1）断头采血　用此法采血，一般小鼠单人即可；大鼠采血时，需两人配合。此外，本法采血时，由于心脏很快停止跳动，采血量不是最多，且不纯。适用于大批动物混合采血，要求血质量高时建议不要用该方法。

（2）摘眼球采血　采血过程动物未死，心脏在不断跳动，因此采血量较断头法多。若需反复几次采血，眼眶内流出 0.5～1.0 mL 血后即松手，饲养若干天后再摘另一眼球采血。

（3）尾静脉切割采血　尾部三根静脉交替切割，并由尾尖部向尾根部移行，可长期连续多次采血。切割后用棉球压迫止血。亦可直接用剪子剪去尾尖，尾静脉血即流出几滴。用此法采血量不多，可用作一般血常规等试验。

（4）眼眶后静脉丛穿刺采血　用一根特制的长 7～10 cm 的玻璃取血管，其一端内径为 1～1.5 mm，另一端逐渐扩张约 1 cm，将取血管浸入 1%肝素溶液，干燥后使用。用本法在短期内可重复采血（图 70）。小鼠一次可采血 0.2～0.3 mL，大鼠一次可采血 0.5～1.0 mL。

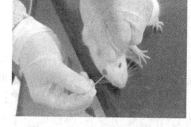

图 70　眼眶后静脉丛采血法

（5）腋窝动静脉采血法　此法动物常采用乙醚麻醉，一般用于动物实验结束后需处死的动物。

（6）心脏采血法　小鼠一般不用，常用于较大动物如大鼠、豚鼠等。实验过程通常需要两人配合完成。

（7）颌下静脉采血法　此法一般用于小鼠（图 71）。单人操作约 1 min 内可完成小鼠颌下静脉丛采血，采血量达到 0.3～0.5 mL。

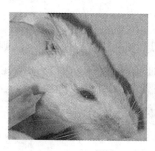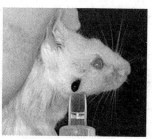

图 71　颌下静脉采血法

(8) 腹主动脉采血　此法在实验中较常用。小鼠、大鼠、沙鼠均可采用腹主动脉采血。一般用水合氯醛等深度麻醉动物,在髂总动脉分叉处向血管平行刺入,刺入后松开近心端的阻断,立即抽血。

2. 家兔采血方法

(1) 耳缘静脉采血　可用针头刺破耳缘静脉,血液即从伤口流出。采血后用棉球压迫止血。

(2) 耳中央动脉采血　采血后注意止血。一次采血约 15 mL。

(3) 心脏采血　兔体型较大,心脏采血较大鼠、豚鼠容易。采血方法基本同前所述。一次采取全血量的 1/6～1/5,经一星期后,可重复进行。如采血致死,可采 50～100 mL。

(4) 颈总动脉、股动脉采血　此法常用于动物急性放血。

3. 犬采血方法

(1) 后肢外侧小隐静脉采血　后肢外侧小隐静脉位于后肢胫部下三分之一的外侧浅表皮下,由前侧方向后行走。采血时,将动物固定,局部剪毛、消毒,采血者左手紧握剪毛区上部或扎紧止血带,使下部静脉充血,右手用连有 6 号或 7 号针头的注射器刺入静脉,左手放松,以适当速度抽血即可。

(2) 前肢背侧皮下头静脉采血　前肢背侧皮下头静脉位于前脚爪的上方背侧的正前位。采血方法同上。

(3) 颈静脉采血　前两种方法需技术熟练,且不适于连续采血。大量或连续采血时,可采用颈静脉采血,方法同小鼠、大鼠的颈静脉采血方法。

(4) 股动脉采血　本法为采取动脉血最常用的方法,操作简便。稍加训练后的犬,在清醒状态下,卧位固定于解剖台上,伸展后肢向外伸直,暴露腹股沟三角动脉搏动的部位,剪毛、消毒,探摸股动脉跳动部位,并固定好血管,取连有 5 号半针头的注射器,针头由动脉跳动处直接刺入血管,若刺入动脉一般可见鲜红血液流入注射器,有时还需微微转动一下针头或上下移动一下针头,方见鲜红血液流入。有时可能刺入静脉,必须重抽。抽血毕,迅速拔出针头,用干药棉压迫止血 2～3 min。

(二) 血液标本的处理与保存

检测指标的不同,对血液的处理也不尽相同。如测定血常规,则需要用载玻片做血涂片;测定血清成分指标,则需要对血液进行离心处理;如测定血液流变学指标,则需要对血液进行抗凝。血标本一般制作好后应立即送检。但若由于时间和人手不够,则可以根据不同的检测要求对标本进行低温保存。无特殊要求时,血标本一般保存在 0～4 ℃的低温冰箱里。若用于测定血清细胞因子的血清不能及时送走,则保存在 -20 ℃的低温冰箱里。

三、动物体液采集方法

（一）尿液的采集

1. 代谢笼法　将动物放在特制的笼内饲养,动物排便时,可通过笼子底部的大小便分离漏斗,将尿液与粪便分开,达到采集尿液的目的。一般适用于小鼠和大鼠。常需要2～5 h或更长时间收集尿液。最好收集管或收集瓶连接后密封,以减少误差。也可在收集前给动物灌服或腹腔注射一定量的生理盐水。

2. 导尿法　施行导尿术,较适宜于家兔、犬、猴等大动物。一般不需要麻醉,导尿时将实验动物仰卧固定,用甘油润滑导尿管。对雄性动物,操作员用一只手握住阴茎,另一只手将阴茎包皮向下,暴露龟头,使尿道口张开,将导尿管缓慢插入,导尿管推进到尿道膜部时有抵抗感,此时注意动作应轻柔,继续向膀胱推进导尿管,即有尿液流出。雌性动物尿道外口在阴道前庭,导尿时于阴道前庭腹侧将导尿管插入阴道外口,其后操作同雄性动物导尿术。用导尿法导尿可采集到没有污染的尿液。如果严格执行无菌操作,可收集到无菌尿液。

3. 输尿管法　剖腹后,将膀胱牵拉至腹腔外,暴露膀胱底两侧的输尿管。在两侧输尿管近膀胱处用线分别结扎,于输尿管结扎处上方剪一小口,向肾脏方向分别插入充满生理盐水的插管,用线结扎固定插管,可见尿液从插管滴出,便可以收集。采尿过程中要用38 ℃热生理盐水纱布遮盖切口及膀胱。一般用于要求精确时间计量单位内实验动物排尿量的实验。适用于兔、猫、犬等。

4. 压迫膀胱法　用手在实验动物下腹部加压,手法既轻柔又有力。当增加的压力使实验动物膀胱括约肌松弛时,尿液会自动流出,即行收集。此法适用于兔、猫、犬等较大动物。

5. 穿刺膀胱法　实验动物麻醉固定后,剪去下腹部耻骨联合之上及腹正中线两侧的被毛,消毒后用注射针头接注射器穿刺。取钝角进针,针头穿过皮肤后稍微改变角度,以避免穿刺后漏尿,然后刺向膀胱方向,边缓慢进针边回抽,直到抽到尿液为止。

6. 剖腹采集法　按上述穿刺膀胱采集尿液法做术前准备,其皮肤准备范围应更大。剖腹暴露膀胱,直视下穿刺膀胱抽取尿液。也可于穿刺前用无齿镊夹住部分膀胱壁,从镊子下方的膀胱壁进针抽尿。

7. 提鼠采集法　鼠类被人抓住尾巴提起即出现排尿反射,以小鼠的这种反射最明显。可以利用这一反射收集尿液。当鼠类被提起尾巴排尿后,尿滴挂在尿道口附近的被毛上,不会马上流走,操作人员应迅速用吸管或玻璃管收集尿滴。

（二）胸水的采集

主要采用胸腔穿刺法收集实验动物的胸水,也可处死实验动物后剖开胸腔采集胸水。

1. 穿刺点定位法　于实验动物腋后线第 11～12 肋间隙穿刺,穿刺针紧贴肋骨上缘,否则容易损伤肋间神经。也可在胸壁近胸骨左侧缘第 4～5 肋间隙穿刺。

2. 穿刺方法　实验动物取立位或半卧位固定,局部皮肤去毛、消毒、麻醉,穿刺针头与注射器之间接一个三通连接装置,实验人员以左手拇指、食指绷紧局部皮肤,右手握穿刺针紧靠肋骨下缘处垂直进针,穿刺肋间肌时产生一定阻力,当阻力消失有落空感时,说明已刺入胸膜腔,用左手固定穿刺针,打开三通连接装置,缓慢抽取胸水。

（三）腹水的采集

实验动物被固定于站立位。局部皮肤去毛、消毒、麻醉。用无菌止血钳小心提起皮肤,右手持小针头或穿刺套管针沿下腹部靠腹壁正中线处轻轻垂直刺入,注意不可刺入太深,以免损伤内脏,针头有落空感后,说明穿刺针已进入腹腔。

（四）阴道分泌物的采集

1. 滴管冲洗法　用消毒滴管吸取少量生理盐水仔细、反复冲洗被检雌性动物阴道,将冲洗液吸出滴在载玻片上晾干后染色镜检。也可直接将冲洗液置于低倍显微镜下观察,根据细胞类型变化鉴别实验动物动情周期中的不同时期。

2. 擦拭法　用生理盐水将消毒棉拭子湿润后,挤干棉拭子上的生理盐水,轻轻插入雌性动物阴道内,沿阴道内壁轻柔擦拭、转动,然后取出并做阴道涂片,进行镜检。对体型较大的实验动物,也可先按摩或刺激其阴部,而后再采集其阴道液。

3. 刮取法　用光滑的玻璃小勺或牛角制的小刮片慢慢插入阴道内,在阴道壁轻轻刮取一点阴道内含物,进行涂片镜检。

（五）精液的采集

1. 人工阴道套采精液法　本法适用于犬、猪、羊等大动物,采用特制的人工阴道套套在实验动物阴茎上采集精液。采精时,一手捏住阴道套,套住雄性动物的阴茎,以完全套住雄性动物的阴茎为佳,插入阴道套后,若实验动物发出低叫声,表明已经射精。此时可取下阴道套,拆下采精瓶,取出精液,迅速做有关检查。

2. 阴道栓采精法　本法是将阴道栓涂片染色,镜检凝固的精液。阴道栓是雄性大、小鼠的精液和雌性阴道分泌物混合,在雌鼠阴道内凝结而成白色稍透明、圆锥形的栓状物,一般交配后 2～4 h 即可在雌鼠阴道口形成,并可在阴道停留 12～24 h。

3. 其他采精液法　将发情的雌性动物和雄性动物放在一起,当雄性动物被刺激发情后,立即将雄性动物分开,再用人工法刺激其射精。也可按摩雄性动物的生殖器或用电刺激其发情中枢或性敏感区,使其射精,用采精瓶采集射出的精液。

（六）乳汁的采集

按摩挤奶收集乳汁的方法适合犬、猪、羊等大动物乳汁的采集。选用哺乳期的实验动物,在早上采集乳汁量最多,用手指轻轻按摩实验动物乳头,使乳汁自然流出,如乳汁不能自然流出,可张开手掌从乳房基底部朝乳头方向按摩、挤压整个乳房,即可挤出乳汁。

（七）骨髓的采集

采集骨髓一般选择胸骨、肋骨、髂骨、胫骨和股骨等造血功能活跃的骨组织。猴、犬、羊等大动物骨髓的采集可以用活体穿刺取骨髓的方法;大、小鼠等小动物骨头小,难穿刺,只能剖杀后采集胸骨、股骨的骨髓。

1. 大动物的骨髓采集方法

(1) 实验动物按要求固定,穿刺部位(胸骨:穿刺部位在胸骨中线,胸骨体与胸骨柄连接处,或选胸骨上 1/3 部;胫骨:穿刺部位在胫骨内侧,胫骨上端的下方 1 cm 处;肋骨:穿刺部位在第 5～7 肋骨各自的中点上;髂骨:穿刺部位在髂前上棘后 2～3 cm 的髂嵴;股骨:穿刺部位在股骨内侧面,靠下端的凹面处)去毛、消毒、麻醉,要求局部麻醉范围直达骨膜,也可做全麻。

(2) 操作人员戴消毒手套,确定穿刺点,估计从皮肤到骨髓的距离并依此标定骨髓穿刺针长度。左手拇、食指绷紧穿刺点周围皮肤,右手持穿刺针在穿刺点垂直进针,小弧度左右旋转钻入,当有落空感时表示针尖已进入骨髓腔。用左手固定穿刺针,右手抽出针芯,连接注射器缓慢抽吸骨髓组织,当注射器内抽到少许骨髓时立即停止抽吸,拔出穿刺针,用棉球压迫数分钟,如穿刺的是肋骨,除压迫止血外,还需胶布封贴穿刺点,防止发生气胸。将抽取得的骨髓迅速推注到载玻片上,涂片数张,以备染色镜检。

2. 大鼠、小鼠的骨髓采集法　处死动物后,剥离出胸骨或股骨,用注射器吸取少量的 Hank's 平衡盐溶液,冲洗出胸骨或股骨中全部骨髓液。如果是取少量的骨髓作检查,可将胸骨或股骨剪断,将其断面的骨髓挤在有稀释液的玻片上,混匀后涂片晾干即可染色检查。

（八）胃液的采集

1. 直接收集胃液法　急性实验时,先将动物麻醉,将灌胃管经口插入胃内,在灌胃管的出口连一注射器,用此注射器可收集到胃液,此法适用于犬等大型动物。如果是大鼠,需手术剖腹,从幽门端向胃内插入一塑料管,再由口腔经食道将一塑料管插入前胃,用 pH 7.5、温度 35 ℃左右的生理盐水,以 12 mL/h 的流速灌胃,收集 1 h 流出液,进行分析。

2. 制备胃瘘法　在慢性实验中,收集胃液多用胃瘘法,如全胃瘘法、巴氏小胃瘘法、海氏小胃瘘法等。制备小胃是将动物的胃分离出一小部分,缝合起来形成小胃。主胃与小胃互不相通,主胃进行正常消化,从小胃可收集到纯净的胃液。应用该法,可以待动物恢复健康后,在动物清醒状态下反复采集胃液。

（九）胰液和胆汁

胰液的基础分泌量少或无,故在动物实验中,主要是通过手术对胰总管和胆总管插管而获得胰液或胆汁。

1. 犬的胰液采集　麻醉动物后仰卧固定。先进行气管插管,并于腹中线在腹壁作 10 cm 切口,暴露腹腔。从十二指肠末端找出胰尾,沿胰尾向上将附着于十二指肠的胰液组织用盐水纱布轻轻剥离,在尾部向上 2～3 cm 处,胰总管从胰腺开口于十二指肠降部,在紧靠肠壁处切开胰管,结扎固定并与导管相连,即可见无色的胰液流入导管。

2. 大鼠的胰液采集　麻醉固定后自上腹部剑突部位向下作 3 cm 左右腹正中切口,暴露腹腔。十二指肠上离幽门 2 cm 处稍带黄色透明的、与十二指肠垂直的细管即为胆总管。大鼠所有的胰管均开口于胆总管。先结扎胆总管靠十二指肠管侧,在胆总管壁前剪一小斜口,插入胰液收集管,可见黄色胆汁和胰液混合液流出,结扎并固定。然后顺着胆总管向上可找到肝总管,在近肝门处结扎。此时,在胰液收集管内可见有白色胰液流出。若在近肝门处结扎并另行插管,可收集到胆汁。有时也可通过制备胰瘘和胆囊瘘来获得胰液和胆汁。

（十）脑脊液的采集

1. 犬、兔脑脊液的采集　通常采取脊髓穿刺法。穿刺部位在两髂连线中点稍下方第七腰椎间隙。动物轻度麻醉后,侧卧位固定,使头部及尾部向腰部尽量弯曲,剪去第七腰椎周围的被毛。消毒后操作者在动物背部用左手拇指、食指固定穿刺部位的皮肤,右手持腰穿刺针垂直刺入,当有落空感及动物的后肢跳动时,表明针已达椎管内(蛛网膜下腔),抽除针芯,即见脑脊液流出。如果无脑脊液流出,可能是没有刺破蛛网膜。轻轻调节进针方向及角度,如果脑脊液流得太快,插入针芯稍加阻塞,以免导致颅内压突然下降而形成脑疝。

2. 大鼠脑脊液的采集　常采用枕大孔直接穿刺法。在大鼠麻醉后,固定头部。头颈部剪毛、消毒,用手术刀沿纵轴切一纵向切口(约 2 cm),用剪刀钝性分离颈部背侧肌肉。为避免出血,最深层附着在骨上的肌肉用手术刀背刮开,暴露出枕骨大孔。由枕骨大孔进针直接抽取脑脊液。抽取完毕缝好外层肌肉、皮肤。刀口处可撒些磺胺药粉,防止感染。采完脑脊液后,应注入等量的消毒生理盐水,以保持原来脑脊髓腔的压力。

第四节　动物的麻醉和安乐死方法

一、动物的麻醉方法

实验动物的麻醉多采用注射麻醉和气体吸入麻醉。注射麻醉法在我国动物麻醉中使用最为广泛。麻醉剂注射后须经肝脏代谢完,动物才能苏醒,麻醉时间长,不能调节。气体吸入麻醉的优点是:动物进入麻醉状态快,苏醒快,容易控制麻醉深度,安全性好,动物的发病率和死亡率低,动物手术的成功率高(见附表4)。

(一) 气体吸入麻醉

气体麻醉药有乙醚、氯仿、氟烷、甲氧氟烷等,最常用的是乙醚。

乙醚吸入麻醉法:用一个密闭的诱导箱,麻醉时取几个棉球,蘸取乙醚,迅速置入诱导箱内,让其挥发,随后把待麻醉动物投入,隔4~6 min 即可麻醉,麻醉后应立即取出,并准备一个蘸有乙醚的棉球小口罩,在动物麻醉变浅时套在鼻上使其补吸麻药。

乙醚作为麻醉药的特点是:安全度大,深浅度易掌控,麻醉后恢复较快。其副作用是对呼吸道和黏膜刺激性强,胃肠道反应较高。由于对局部刺激作用大,可引起上呼吸道黏膜液体分泌增多,再通过神经反射可影响呼吸、血压和心跳活动,并且容易引起窒息,故在麻醉过程中,必须时刻注意观察在诱导箱内动物的呼吸情况和麻醉深度。

(二) 腹腔和静脉给药麻醉法

腹腔给药麻醉法多用于大、小鼠及豚鼠,较大的动物如兔、狗等则多用静脉进行麻醉。由于各麻醉剂的作用长短以及毒性的差别,在腹腔和静脉麻醉给时,一定要控制药物的浓度和注射量。静脉注射必须缓慢,同时观察肌肉紧张性、角膜反射和对皮肤夹捏的反应,当这些活动明显减弱或消失时,立即停止注射。

二、动物的安乐死方法

实验动物的处死方法有很多,应根据动物实验的目的、实验动物品种(品系)以及需要采集标本的部位等因素,选择不同的处死方法。无论采用哪一种方法,都应遵循安乐死的原则。

(一)安乐死的概念

"安乐死"(euthanasia)源自希腊文,由安逸(eu)和死(thanatos)两个词素构成,安乐死的原始定义是"安详无痛的死亡",它是一种非自然的、由外力所造成的死亡,而与其原因及动机都没有关系。

实验动物的安乐死是指在不影响动物实验结果的前提下,使实验动物短时间内无痛苦地死亡。不会由刺激产生肉体疼痛及由于刺激引起精神上的痛苦、恐惧、不安及抑郁。在必须杀死动物的时候,应尽可能地采取减少动物痛苦的方法。

(二)动物处死与安乐死的不同

很多国家的法律规定,在实验中止和终止时由于实验计划或在实验中动物生病、负伤不能救助而陷于痛苦时,实验不再使用或决定动物退役,再继续饲养会极大地增加经济负担时,或在意外发生大火、地震等紧急状态时,可以处死动物。处死动物的决定由管理者在充分考虑生命的尊严而又无其他解决办法时决定。

动物处死的方法很多,但常用的断头处死法、空气栓塞处死法、棒击法等,都会给动物带来巨大的痛苦,在安乐死时不采用。处死实验动物时应注意,要确认实验动物已经死亡,通过对呼吸、心跳、瞳孔、神经反射等指标的观察,对死亡作出综合判断,还要将尸体进行无害化处理。

(三)采用安乐死术必须符合的标准

1. 死亡时尽可能减少惊恐、疼痛。
2. 使其在最短时间内失去意识迅速死亡。
3. 方法可靠且可重复。
4. 对操作人员安全。
5. 采用的方法要与研究的要求和目的一致。

6. 对观察者和操作者的情绪影响最小。

7. 对环境污染的影响最小。

8. 需要的机械设备简单、价廉、易操作。

9. 处死动物的地点应远离其他动物并与动物房隔开。

（四）安乐死的方法

1. 颈椎脱臼处死法　此法是将实验动物的颈椎脱臼，断离脊髓致死，为大、小鼠最常用的处死方法，但是当动物的体重大于 200 g 时，通常使用此法不能一次使动物的脊髓断离，需要多次操作，会给动物带来痛苦，故不采用此方法。

操作时实验人员用右手抓住鼠尾根部并将其提起，放在鼠笼盖或其他粗糙面上，用左手拇指、食指用力向下按压鼠头及颈部，右手抓住鼠尾根部用力向后上方拉，造成颈椎脱臼，脊髓与脑干断离，实验动物立即死亡。

2. 放血处死法　此法适用于各种实验动物。具体做法是使用大剂量的麻醉药物将实验动物麻醉，当动物意识丧失后，在股三角做横切口，将股动脉、股静脉全部暴露并切断，让血液流出。或剪破、刺穿动物的心脏放血，导致急性大出血、休克、死亡。

3. 过量麻醉处死法　此法多用于处死豚鼠和兔。快速过量注射非挥发性麻醉药（投药量为深麻醉时的 25～30 倍），动物常采用静脉或腹腔内给药，或让动物吸入过量的乙醚，使实验动物中枢神经过度抑制，导致死亡。

4. CO_2 处死法　让实验动物吸入大量的 CO_2 等气体而中毒死亡。由于 CO_2 的比重是空气的 1.5 倍，不燃，无气味，对操作者很安全，动物吸入后没进入兴奋期即死亡，处死动物效果确切。

第五节　动物解剖与取材方法

动物实验后进行尸体解剖与取材是动物实验过程中一个重要步骤。通过动物尸体解剖时，对脏器大体形态的观察可初步了解器官水平的病变特点。解剖后的取材则是后续相关病理学指标检测的基础，如 HE 染色、免疫组织化学法、核酸分子杂交、蛋白组学等实验方法均需要使用取材后的标本作为材料，标本的质量决定了实验数据的准确性。实验者必须要认真对待。

一、动物的解剖方法

(一) 解剖时脏器大体形态观察的顺序

一般采用由外到内的顺序,即体表检查→剥皮及皮下检查→腹腔脏器的观察→胸腔脏器的观察→腹腔脏器的取出→胸腔脏器的取出→头颈部器官的观测及取出→脊椎管的剖开及脊髓的取出及观察→肌肉和关节的观察→骨和骨髓的观察。但观察的顺序可根据检查的目的、具体情况适当调整,以不遗漏病变为原则即可。

(二) 解剖及大体形态观察的内容和方法

1. 体表检查 主要了解动物的发育和营养状况、被毛、皮肤、黏膜及天然孔道的状况。具体包括:① 发育和营养状况:观察动物发育是否与年龄、品种相称,各部分比例是否正常,肌肉是否丰满,皮肤弹性是否良好;② 被毛和皮肤:毛发色泽,有无脱毛,皮肤是否有外伤、出血、肿瘤等;③ 黏膜及天然孔道:各天然孔道(眼、耳、鼻、口腔、肛门)的开闭状态,黏膜表面有无异常分泌物及排泄物,有无出血及损伤。

2. 皮下组织检查 将动物以仰卧姿势固定,从耻骨联合沿正中线切开皮肤至下颚,剥离皮下组织,观察是否有水肿、出血和感染情况,观察浅表淋巴结有无肿大。分离出气管,用止血钳夹住,便于剖胸时对肺脏进行观察。

3. 腹腔检查 从耻骨联合沿正中线剪开腹壁肌肉至剑突,再从肋骨下端向脊柱方向将两侧腹壁剪开,以便观察腹腔内脏器。剖腹时注意腹腔内有无积液、血液或炎性渗出物,并做记录。其次检查腹腔内各脏器位置是否正常,特别应注意肝、脾的位置及大小,胃、肠充盈情况,大网膜和腹膜的颜色和状态等。最后再将脏器依次取出,顺序是脾、肝、胰腺、胃、十二指肠、小肠和大肠、肾上腺、肾、膀胱、睾丸(连附睾)、前列腺或子宫、卵巢。观察内容具体包括:

(1) 肝脾及胆囊 脾脏是否有肿大,胆囊内是否有结石(大鼠无胆囊),并挤压胆囊做排胆实验;肝脏有无肿大、硬化、肿瘤及寄生虫等,注意门静脉有无血栓。

(2) 胰脏 动物的胰腺与人不同,多呈分叶状,边缘不整齐,似脂肪。先检查色泽和硬度,然后作切面,检查有无出血和寄生虫。

(3) 胃和肠 在食管和贲门部双重结扎,中间剪断,再按十二指肠、空肠、回肠的顺序,分离周围组织,将胃肠从腹腔一起取出。检查胃壁和肠壁有无破裂和穿孔,胃沿胃小弯剪开,肠沿肠系膜附着线剪开,检查胃肠黏膜是否有出血、穿孔、肿瘤或炎性渗出物,观察胃肠内容物的性状,注意结肠内粪便是否有黏液、寄生虫,回肠的集合淋巴器有无增生或溃疡。

（4）肾、输尿管及膀胱　剥离肾周脂肪组织，取出肾脏，观察其颜色、大小如何，有无硬化、出血、肿瘤及结核，肾盂有无结石；取膀胱时避免损伤，以免尿液外溢，检查膀胱是否有结石，黏膜是否有出血；检查输尿管有无扩张和结石。

（5）子宫和卵巢　观察动物是否怀孕，子宫是否积水，卵巢是否肿大。

4. 胸腔检查　用剪刀在肋骨的软、硬骨连接部位内侧，从肋弓到第二肋骨切断左右肋骨。提起肋弓，再剪断左右第一肋骨和胸锁关节，暴露胸腔。首先观察两侧胸腔是否有积液等，然后检查两肺表面与胸壁有无粘连，胸膜颜色和状态，心包情况和肺纵隔有无出血等变化。最后取出胸腔器官。主要检查：

（1）肺　检查两侧肺表面有无出血、炎症变化；有无实变和肺气肿。应注意区分各肺叶的变化。肺切面检查有无实质性病灶、气肿、萎缩，轻压时有无内容物自小支气管内挤出。

（2）心及冠脉　剪开心包膜暴露心脏，观察其大小、外形、心外膜情况。顺血液方向剖开心脏，先检查右心，后检查左心。观察心肌、心内膜等改变，有无出血和感染，瓣膜有无改变；心肌、柱状肌和乳头肌有无异常，冠状动脉有无硬化和血栓等。

5. 头颈部及脊椎检查　将动物改成俯卧位，用手术刀从颈部背侧正中线切开皮肤并沿颅顶直切至鼻尖，分离皮下组织并向切口两侧拉开，充分暴露头颅和颈部。切断颈部肌肉暴露气管，剥离下颌组织，切断舌与下颌骨的连接。整体摘出舌、喉头、气管、甲状腺。用刀将附着在头颅和颈部脊椎骨上的肌肉尽量剥离干净。用尖嘴剪刀将枕部脊椎腔剪开暴露脊髓，从枕骨大孔沿头部两侧与眼眉部平行剪开颅盖骨，即暴露出硬脑膜；观察硬脑膜有无出血、充血等变化，然后剪开硬脑膜。用眼科剪刀剪断与脊髓相连的脊椎动脉和颈神经，镊子夹住脊髓轻轻往外拉；托住脑组织，将各对脑神经切断，用小剪刀探入蝶骨鞍槽内，剥离与脑垂体相连的周围组织，然后连同脑垂体将整个脑、脊髓取出。检查脑回和脑沟有无异常变化，有无软化灶，随后用手术刀切开，观察皮质和髓质的厚度、色泽及界限是否清晰，有无梗死灶、出血灶、脓肿等病变，脊髓的检查内容与脑的相似，最后检查脑垂体有无肿大和变色。

（三）记录和描述病变的要求和方法

首先应记录实验动物的来源、种类、年龄、性别、原编号、体重及剖检时间、地点、温度、湿度、处死方法、解剖人、记录人。描述大体标本的病变要客观、准确，使用科学语言。描述要点包括：

1. 大小及体重　观察器官体积有无变化，重量有无增减。若是空腔脏器，应注意其内腔是否扩大或变窄，甚至有无闭塞，腔壁有无变薄或增厚，腔中有何内容物。

2. 表面　是否隆起、光滑,有无坏死、出血、囊腔形成,包膜有无渗出物或增厚。

3. 颜色、质地　使用苍白、暗红、褐色、灰色等词汇描述颜色,使用硬、软、坚韧、松脆等词汇来描述质地。

4. 病灶的分布与位置　病变位于该器官的部位,如肝左叶、空肠浆膜层等。

5. 病灶的数量、大小及形状　病灶是单个或多个,弥漫性或局灶性。大小以厘米(cm)为单位,按长×宽×厚的顺序记录,形状可用椭圆形、不规则状、菜花状、乳头状、息肉状、结节状等词汇描述。

6. 与周围组织的关系　病变组织与正常组织的界限是否清楚,有无包膜、粘连。

二、动物的取材方法

(一) 取材的基本要求

1. 为了避免或减少组织自溶,故取材和组织固定的时间应越早越好,动物死亡超过 4 h 而未采取任何组织固定的措施,组织将自溶导致失去检测的意义。

2. 选取组织块首先应选取病灶与正常交界处的组织,包括病变本身及周围的正常组织;其次应注意包括脏器所有重要结构或层次,如肾应包括皮质、髓质和肾盂。此外,要取其最大的组织面。

3. 各组动物相同器官取材时,选材部位应尽量一致,同一实验的对照组和实验组应交叉解剖,严格统一各种条件和操作。

4. 切取的组织块不要挤压。切时宜用锋利的刀,少用剪,而且切时不能将刀来回拉锯,一般应从刀的根部开始,向后拉动,确保一刀切开组织,以免挤压组织,造成变形,勿选用被器械钳压过的部位。

5. 切取组织块的厚度要适宜,一般厚 2~3 mm,大小为 1.5~2 cm^2。若过厚则会固定不好,组织结构不佳,过薄则切片张数有限,难以满足需要。

6. 组织块的形状在成对器官或同一器官切取多块组织时,应切成不同的形状,以便易于辨别而不致混淆。例如,左肾切成长方形或三角形,右肾切成正方形。

7. 取材应避免取过多的坏死组织或凝血块,要注意消除组织周围的多余脂肪组织。

(二) 取材方法

一般小鼠内脏及其他动物小器官可整体取材并固定,如淋巴结、扁桃体、甲状腺等;大动物的只留取一部分,体积大和分叶的器官,应视不同组织选取多个部位。一般取材方法为:心脏 2~3 块,左室前壁连同乳头肌 1 块,室间隔 1 块,右室心肌 1 块;肺 2 块,左右各 1 块;气管和支气管 1~2 块;甲状腺 2 块;颌下腺 2 块;肝 3 块,左右大叶各 1 块,小的 1 块;肾 2 块,左右各 1 块,包括包膜;肾上腺 2 块,左右各 1 块;食管 1~2 块,胃 1~3 块,包括贲门、幽门、胃小弯、前胃;十二指肠、回肠、盲肠、结肠、直肠各 1 块;胰腺 2 块,胰头、胰尾各 1 块;脑 4 块,包括中央回、视交叉、小脑和延脑等 4 个切面的组织;生殖器官,雌性取两侧输卵管、卵巢、子宫和宫颈,雄性取前列腺、双侧精囊腺、睾丸和附睾。

(三) 取材后组织块的处理

切取的组织块应立即处理,以保持组织、细胞结构的完整及有效成分、抗原性不丢失。其方法主要有:① 固定:应根据研究目的选用不同的固定液和固定方法,通常采用 10%~20%福尔马林液固定,冰冻切片一般采用 4 ℃冷丙酮固定。固定液要新鲜,要足量,应取 10~20 倍于固定组织的体积,标本应尽快放入固定液中,温度低时固定时间应相对延长。② 低温储存:若不能及时固定制片的,可分装后储存于液氮罐内或 -70 ℃超低温冰箱内备用。取材后剩余的组织实验室要统一规范化地清理销毁,不能随意处理。

第四章　组织病理制片与染色技术

病理学是一门研究疾病的病因、发病机制、病理改变(包括代谢、机能和形态结构的改变)和转归的医学基础学科,其中形态结构的变化及其发生机制是病理学研究的核心内容,故在传统意义上病理学归为形态学科。除肉眼观察组织器官的形态外,还要借助显微镜观察组织结构和细胞形态上的细微变化,我们称为组织形态学观察或组织病理学观察。要达到这一目的,必须先将获取的组织制成可供显微镜观察的组织切片,这一技术范畴称为组织学技术,应用到病理学领域则称为组织病理学技术或病理组织制片与染色技术,其整个过程包括组织的取材、固定、脱水、透明、浸蜡、包埋、切片及染色。

第一节　组织的取材与固定

一、组织取材

组织取材是指从人体或实验动物标本中,按病理检查的目的、要求,在适当部位切取一定大小和数量的组织块的方法。组织取材范围包括尸体剖检(尸检)、病理组织活体检查(活检)以及实验动物的取材。

(一)取材位置的选择及原则

对于实验动物组织,根据需要在相应的部位切取一定数量和大小的组织。对于手术切除组织,在取材时应注意送检组织的部位、形状、大小、颜色以及与周围组织的关系,有无完整的包膜,并测量送检组织的体积,包括长度、宽度和高度并称量重量。例如肿瘤手术标本的取材:包括肿瘤组织本身,与肿瘤组织相连的组织,肿瘤两侧的边缘组织等。

（二）取材组织块大小的要求

组织取材大小要恰当,过大、过厚会导致组织块固定、脱水、透明不好,严重影响组织的制片和形态观察。一般要求组织块的厚度为 0.2～0.3 cm;面积为 1～1.5 cm²,最多不超过 2 cm²;对于冷冻切片,取材组织块可略厚(0.3～0.4 cm);用于免疫组织化学染色的组织块,以 1 cm×1 cm×0.2 cm 为好,不要过大,以免浪费试剂。

二、组织的固定

组织固定的意义在于将某些化学试剂(固定液)渗透到组织中,使组织尽可能保持其生活状态时的形态结构。在制作组织切片过程中,固定是最重要的步骤,一张完美的组织切片是建立在恰当而完全固定的基础之上的,固定不良在以后制片的任何环节皆不能补救,因此组织制片的优劣首先取决于最初的固定恰当与否。

（一）组织固定的目的

1. 迅速防止组织细胞死亡后发生变化,防止细菌的腐蚀和组织的自溶,以保持组织和细胞与正常生活的形态相似。

2. 使细胞内的蛋白质、糖、酶等成分变成不溶性物质,以保持其原有的结构和位置与生活时相仿。

3. 固定剂兼有硬化作用,使组织硬化,可增加组织的硬度,便于制片。

4. 组织中的各种物质经固定后能对染料产生不同程度的亲和力,可增强染色的作用。

（二）组织固定的方法

1. 浸泡固定法　该法是将组织直接浸泡于固定液中。固定液必须足量,一般是组织块总体积的 10～15 倍,最少不应低于 5 倍。如组织器官较大,可再切取成小块组织分别固定。固定时间一般为 3～24 h,保证固定液充分渗入组织中。

2. 注射、灌注固定法　常用于组织块体积过大,固定剂难以进入内部的组织或需要对整个脏器或动物进行固定。注射固定常用于外科手术切除大块组织的固定。灌注固定则常用于实验动物某脏器或全身的固定。如肺大部切除标本,可通过气管或支气管注射固定液,使肺各部分均得到良好固定。

3. 微波固定法　1970 年 Mayers 首次采用微波技术热固定获得了成功。将标本浸泡在水、生理盐水或缓冲液中,可以更精确地控制温度,均匀升温,并防治组织表面干燥。一般认为微波辐射可使含水组织快速均匀产热,这是微波辐射固定组织的主要机制。此法用时短,染色后核膜清晰,染色质均匀。

4. 蒸汽固定法　主要用于某些薄膜组织、血液或细胞涂片的固定。

(三) 常见固定液的选择

1. 4%甲醛液(10%福尔马林液)　甲醛是一种无色易溶的刺激性气体。市售甲醛水溶液的实际浓度为 40%,易挥发,日久会自行分解,产生白色沉淀,也称为福尔马林。它是一种交联性组织固定剂,主要通过使蛋白质分子发生交联而产生固定作用,虽不能使白蛋白和核蛋白沉淀,但能与蛋白质中许多氨基酸如赖氨酸、精氨酸、组氨酸、半胱氨酸、色氨酸等反应。其组织穿透力强,固定均匀,组织收缩小,可长期保存标本;适合多种特殊染色,对脂类和类脂体、神经及髓鞘均有良好的固定效果。也可固定高尔基体、线粒体和糖类。甲醛作为组织固定剂使用时为4%甲醛液(9 份水加 1 份甲醛液,实际含甲醛 4%)。

2. 4%中性甲醛(10%中性福尔马林)　能完好地保持组织的形态,并使蛋白质、核酸等大分子在细胞原位凝固沉淀,防止这些物质的崩解和弥漫流失,对大多数抗原和肿瘤基因保存较好,是免疫组织化学和分子病理最常用的固定液。配制方法:甲醛 120 mL,磷酸二氢钠($NaH_2PO_4 \cdot H_2O$)4 g,磷酸氢二钠($Na_2HPO_4 \cdot H_2O$) 13 g 加蒸馏水 880 mL,混合摇匀后 pH 7.2~7.4。或以 pH 7.2~7.4 的磷酸缓冲液(phosphate buffer solution,PBS)为溶剂配制 4%甲醛溶液。

3. 乙醇　又称酒精,具有硬化、固定、脱水等作用,对组织渗透力较弱。作为固定剂使用时以 80%~95%的浓度为好。乙醇能沉淀白蛋白、球蛋白和核蛋白,但核蛋白被沉淀后能溶于水,所以用乙醇作为固定剂不利于染色体的固定,导致核染色不良。此外,高浓度乙醇固定的组织硬化显著,若放置过久,组织收缩明显且质地变脆,不但影响制片,组织形态结构也受影响。50%以上浓度的乙醇可溶解脂肪、类脂质及某些色素等物质,因此对需要保存细胞内的脂肪、类脂质及色素的组织标本不能用乙醇作固定剂。乙醇对固定组织中的尿酸结晶和糖类效果较好,一般用无水乙醇固定。

(四) 固定时间和温度的要求

新鲜组织标本,应该固定 3~24 h 后再取材。大标本取材后在室温下需再固定 4~6 h,小标本取材后在室温下应再固定 3~4 h。当然固定时间不是一成不变的,与使用固定液的种类、组织块大小、温度等有关。使用常用固定剂 4%甲醛液或 4%的中性甲醛液,一般固定时间为 3~24 h。

组织固定一般放置在室温(25 ℃)环境中。在低温(如 4 ℃)环境固定时,固定时间应相应延长。温度过高可使组织过度收缩、破坏细胞内的抗原,也可使组织周边蛋白质凝固,固定液不易渗透,造成组织中心自溶。

第二节 组织的处理方法

组织取材、固定后还需经过脱水、透明、浸蜡、包埋过程才能制成蜡块,进行石蜡切片(见附表5)。

一、组织洗涤

组织固定后,一般要经过水洗(10~20 min),然后再进行下一步过程。主要是为防止组织中留下较多固定液而影响脱水剂,甚至在组织中发生沉淀物或结晶而影响观察,此外,水洗不彻底,容易造成脱片和染色不鲜艳。对需做免疫组织化学的组织,更不应当忽视。福尔马林不利于组织块内抗原的保存。冲洗时间一般根据固定时间长短而定,新鲜标本固定时间短及脱水者,冲洗时间可以短一些,固定时间较长的组织,必须长时间地冲洗。

二、组织脱水

组织脱水是指将组织内的水分用某些化学试剂置换出来的过程。其目的是为保证石蜡进入组织块。脱水剂必须是能与水以任何比例均可混合的液体。最常用的脱水剂为乙醇。脱水时应从低浓度到高浓度逐步进行(一般标本从70%或75%乙醇开始),严禁一开始就用高浓度乙醇,这样会导致组织强烈收缩变形,组织变硬、变脆,导致组织在镜下往往细胞和纤维都比正常小,排列致密,核深染,染色质不清楚成团块状,严重影响观察。脱水时间差异性较大,实验动物组织区别于动物的种属,同样,人体组织也因为组织结构不同而存在差异。在组织脱水过程中,低浓度乙醇中时间可以相对延长使脱水更彻底,也可将各种组织结构不同、组织块厚薄不同的组织分别进行脱水,这样可避免由于组织块过大过厚或组织结构不一致,导致的脱水不彻底,从而避免组织切片时,蜡块中央呈灰白色,粗糙而不透亮,放置一天后水分蒸发蜡块中央出现一凹陷,且切出来的切片厚薄不均,染色深浅不均,甚至呈片状灰染现象。

三、组织透明

透明是指用透明剂将组织中的脱水剂置换出来,以利于浸蜡和包埋,因组织浸入透明剂后呈半透明状故称透明。在制片过程中有两次透明,第一次是脱水后组织块的透明,第二次透明是指染色后切片的透明。组织块透明的目的是便于透蜡包埋,切片透明的目的是利于光线的透过,便于显微镜观察。大多数脱水剂不能与石蜡相混合,必须通过透明剂的作用才能透蜡。透明剂既可与脱水剂相混合又能和石蜡相混合,起到桥梁作用。当组织彻底透明后,光线可透过组织,组织呈现不同程度的透明状态,此现象称组织透明。组织透明在制片中是很重要的环节,如果组织不能透明,其原因可能是脱水未尽、组织太厚、透明时间不够以及与某些组织本身性质有关,所以应从多方面考虑,尽可能使组织达到透明的目的,利于浸蜡。通常根据透明时间与肉眼观察相结合判断透明程度,如看到组织混浊不透亮,说明组织未完全透明。操作中组织部分未透明如组织中局部有小白点往往很容易被忽视,导致切片镜下细胞形态结构不清,染色不均匀。最常用的透明剂为二甲苯。其他可作为透明剂的还有苯、甲苯、氯仿、环己酮、苯甲酸甲酯、香柏油、冬青油和苯胺油等。

四、组织浸蜡(透蜡)

浸蜡是组织经透明处理后,置入熔化的石蜡内浸泡,使支持剂(石蜡、火棉胶、碳蜡、明胶等)浸透入组织中的过程。为使石蜡充分渗入组织块中,浸蜡一般分2～3次,总共时间在4～24 h,具体视组织大小而定。一般用于浸蜡的石蜡熔点为52～56 ℃。若浸蜡时间过短,蜡没有完全渗入组织中,组织过软,则切片无法进行。若浸蜡时间过长,会造成组织硬脆,切片困难。

浸蜡剂的种类很多,如石蜡、火棉胶、碳胶、明胶等等,但实验室中最常用的是用石蜡作为浸蜡剂。石蜡有高熔点和低熔点之分,一般普遍应用的熔点为56 ℃以上的石蜡。低熔点在54 ℃以下的石蜡,用于酶的显示和保存抗体活性。目前,为使组织切片染色效果不受影响,普遍认为采用熔点为58～60 ℃的石蜡比较合适。人体组织以及各种大小动物组织采用这种熔点的石蜡都比较适宜。

五、组织包埋

组织块经过浸蜡,用包埋剂(石蜡、火棉胶、碳蜡和树脂等)包起的过程称包埋。其中石蜡包埋法是动物、植物以及人体组织制片技术中极为重要且目前使用最广泛的方法,把浸蜡的组织包在蜡里成块,使之有一定的硬度和韧度,有利于切成薄片。用于包埋的石蜡熔点一般为 58~62 ℃。但在有些情况下,如某些酶染色时,则需采用低温石蜡包埋,此时需用熔点为 52~56 ℃的石蜡进行包埋,以保存组织内酶的活性。

在组织包埋过程中,要注意一些技巧:① 视取材标本的大小不同放入不同规格的包埋筐内,这样既可节省石蜡又可避免组织挤压或切面不平整。② 包埋时被包组织上的蜡要处于溶解状态,以免切片时切出的蜡片不完整或组织从蜡块中分离出来。③ 包埋时不同组织采取不同的包埋方法,例如消化道管壁的组织结构由内向外分为四层:黏膜层、黏膜下层、肌层、外膜。故在包埋时一定要注意包埋面使四层结构均能切到。④ 一些活检的小组织在包埋时可以用镊子烧热,放入蜡中划出一对平行线,使组织基本保持与蜡块边线平行,易于贴片。⑤ 包埋时切忌温度过高,造成组织蛋白质发生变化,对染色造成不上色或灰染现象。⑥ 对包埋蜡反复多次熔解、凝固、过滤处理,使包埋蜡致密无杂质,利于切片。

第三节 组织的切片方法

一、石蜡切片法

组织包埋后,用切片机将蜡块切成适宜厚度的薄片,这个过程称为石蜡切片。由于石蜡包埋的组织块能长期保存,石蜡切片操作简单,可用于大批量制片,因此是目前病理诊断和研究中最常用的切片方法。切片厚度一般为 3~5 μm。

(一)切片前的准备

1. 切片用品准备

(1)经过清洁处理过的载玻片、恒温摊片烤片机、切片机、毛笔、眼科镊子等等。

(2)待切蜡块须自然冷却或用冰块予以冷却,以增加其硬度;将恒温摊片烤片机温度调至 45 ℃左右,将水中的气泡残留组织碎屑处理干净。

2. 修切蜡块 石蜡切片是以石蜡作为组织的支持媒介作用。应先将包埋的每个蜡块组织周围过多的石蜡切去,组织四周留约 2 mm 左右的石蜡边。留得过少,使连续切片分片困难且易破坏组织;留得过多,徒占地方,同时使标本之间的距离过大而镜检不便。蜡块两边必须切成平行的直线,否则切下的蜡带弯曲,如修成圆角,会致蜡带容易分开不能成条。

(二)切片制作过程

石蜡切片常用的切片机有轮转式切片机和平推式切片机,其中前者多用。

1. 将蜡块固定在蜡块夹上,调整蜡块平面与刀片保持平行。

2. 左手持快进旋转轮,右手持切片旋转轮。旋转快进旋转轮让蜡块位于刀片后上方并尽量靠近刀刃。

3. 先粗修蜡块,直至暴露出组织最大切面,再连续旋转切片旋转轮切出蜡带,左手持毛笔将蜡带根部轻轻托起,右手用镊子夹住蜡带头部,顺一个方向将蜡带放入恒温摊片烤片机水盒中。

4. 将展平的切片用载玻片捞起,捞片位置在载玻片右侧三分之一与三分之二交界处。

5. 将捞好切片的载玻片放入 60 ℃烤箱中烘烤 30 min 或 90 ℃烤箱中烘烤 15 min。

二、冰冻切片法

冰冻切片在组织学技术中应用广泛,对临床手术病人的术中快速病理诊断尤其具有重要意义,此外还可以应用于某些特殊染色(如显示脂滴的苏丹Ⅲ染色、酶组织化学染色)及某些免疫组织化学染色或核酸原位杂交等。冷冻切片可用于新鲜组织、固定组织和低温冰箱冷藏的组织块等,另外,因冰冻切片制作是不需要经过脱水透明浸蜡过程的,因此对脂肪和类脂的保存较好,在进行脂肪染色和神经组织的染色时常用。

冰灯切片方法主要有恒冷箱切片和半导体制冷冷冻切片,其中前者常用。

冷冻切片最突出的优点是能够较完好地保存酶类及各种抗原活性,尤其是对热或有机溶剂耐受能力弱的酶及细胞表面抗原。不足之处在于冷冻过程中组织细胞内容易形成"冰晶",影响组织细胞的形态结构和抗原定位。

第四节　组织染色技术

一、染色的历史

染色方法在我国发展得很早,在公元前已相当发达。劳动人民发明了织物的染色方法,所采用的染料是从动、植物及矿物质中提取出来的,当时就由阿拉伯人将中国的靛青等染料倾销于欧洲。由于受纺织物印染技术的影响或从中得到借鉴,进而产生了化学染色方法,从此推动了生物学、组织学和病理形态学的应用技术的发展。

据 Gierke(1884 年)引述,Hill 早在 1770 年已利用染色方法进行生物形态学镜检研究。染色方法是不断发展的,1863 年由 Waldeyer 倡导用苏木素染液染细胞核,后来也有许多作者阐述关于苏木素的染色方法,被广泛应用。特殊染色和组织化学染色,也都不断地有新方法推出。

二、染色的目的

任何切片,如果不经过染色,在显微镜下只能看到细胞及其他组织成分的轮廓,即使由于组织内部各种物质的折射指数不同,从光线的明暗上能观察到一些组织结构,但也是极其简单有限的,远不能满足观察和诊断的目的。

染色目的,是将染料配制成溶液,将组织切片浸入染色试剂内,经过一定的时间,使组织或细胞及其他异常成分被染上不同深浅的颜色,产生不同的折射率,便于在光学显微镜下进行观察。因此染色在组织形态学,特别是病理形态学的诊断、科学研究和教学工作中,都具有非常重要的意义和实用价值。

三、染色的原理

染色就是染色剂与组织细胞相结合的过程。有关两者结合的原理,有不同的学说,而一般认为基本过程是化学反应和物理现象。

(一)染色的化学反应

在组织细胞内,一般有酸性和碱性的区别,酸性物质部分能与溶液中的阳离子结合,碱性物质部分能与溶液中的阴离子结合。细胞核,特别是核内染色质,一般由酸性物质组成,故与碱性染料的亲和力很强,易于染色,以氧化苏木素为代表的碱性染料中有染色作用的是阳离子。细胞质则由碱性物质组成。所以细胞质与酸性染料有较强的亲和力,以伊红染料为代表的酸性染料中有染色作用的是阴离子。但是细胞中的成分与染料的亲和力作用,都是相对的。如长久在高温甲醛液中固定的组织,其细胞核就不易被碱性染料苏木素染色。蛋白质成分中的组织,既呈酸性又呈碱性,为两性物质成分,当染液的 pH 高于组织的等电点时,酸性的组织被碱性染料染色;反之,pH 低于组织的等电点时,则碱性组织被酸性染料染色。

（二）染色的物理作用

1. 毛细管作用及渗透作用　组织有许多小孔,染料由渗透作用进入组织,它与组织没有牢固地结合,所以是单纯的物理作用,不能称为直接染色作用。因为所谓染色必须是染料留储于组织内与组织有较稳固的结合。

2. 吸收或溶液作用　组织吸收染料,牢固地结合,组织的着色与溶液的颜色相同,但不是和干燥染料的颜色相同。如复红溶液为红色,所染组织也为红色,而干燥的复红带绿色。

3. 吸附作用　吸附作用是固体物理的特性,能从周围溶液中吸住一些细小的物质微粒,这些微粒可能是溶于溶液中的化合物,也可能是在溶液中单独存在的离子。

四、染色术语

（一）普通染色

在组织制片技术中,常规制片最广泛应用的是苏木精（Hematoxylin）和伊红染色（Eosin）,用它们进行的染色又称为常规染色,或简称为 HE 染色。

（二）特殊染色

特殊染色是为了显示特定的组织结构或其他的特殊成分的一类染色方法。特殊染色是常规染色的必要补充,也是染色技术中不可缺少的组成部分,它在病理诊断中起到辅助作用。

1. 特殊染色的分类　特殊染色方法可按照所染目的物进行分类,所染目的物有结缔组织、肌肉组织、神经组织、脂类物质、糖类、色素、病理的内源性沉着物、病原微生物、内分泌、单种细胞和性染色质、骨组织、血液及造血组织、核酸、酶类等。

2. 特殊染色的命名　对于特殊染色的命名至今尚无统一的规定,大多数方法均按发明者所用姓名命名,如 van Gieson 染色、von Kossa 染色、Zeihl-Neelsen 染色等;有的则按所用染色剂命名,如苏丹Ⅲ染色;有的按目的物命名,如网状纤维染色等。

（三）单一染色

选用一种染料进行的染色。如用铁苏木素染睾丸生精细胞等。

（四）复染色

用两种不同性质的染料进行染色的方法，如用苏木精和伊红分别使细胞核及细胞质染成两种颜色。又如染网状纤维时既将网状纤维染成黑色，又可以用 VG 作胶原纤维复染。这种复染法又被称为对比染色法。

（五）多种染色法

选用两种以上染料的染色，如 Mallory 三色染色法。

（六）进行性染色和退行性染色

1. 进行性染色　进行性染色又称渐进性染色。将组织成分着色自浅至深，当达到所需要的强度时，终止染色，这称为进行性染色。一般所采用的染液浓度较低，染色过程中应当不时在镜下观察进行控制，得到理想的效果。

2. 退行性染色　退行性染色又称后退性染色，先将组织浓染过度，然后再退去多余的染色剂，以达到适当的深度，并使不应着色的组织、细胞的某些成分退去色度，这称为"分化"。如常规 HE 染色中的苏木素染核与盐酸乙醇分化过程就是退行性染色。

（七）直接染色、间接染色和媒染剂

在染色中，有的无需三种物质同时参加，染色剂与组织即可直接结合着色，此为直接染色。在直接染色中其最后达到的深度与染液的浓度和组织、细胞对染色剂的亲和力相关。

在另外的染色中，染料本身的水溶液或乙醇溶液，几乎不能与组织、细胞相结合或结合的能力很弱，必须有媒染剂参与，才能使染色剂与组织细胞有效地结合起来，这种染色法称为间接染色。

媒染剂通常是二价或三价金属物质。有的媒染剂加在染液中，媒染作用在染色的同时进行，如 Ehrlich 苏木素染色；有的则用于染色前，如网状纤维染色中的硫酸铁铵。

（八）正色反应与变色反应

在染色反应中，最后目的物所呈现的颜色和染色剂的颜色相同，称为正色反应。有的染色反应，最后目的物所呈现的颜色和染色剂原有的颜色不同，被称为变色反应。

（九）分化与分化剂

在退行性染色中,需用某些特定的溶液把附在组织细胞上多余的染色剂脱去,从而使目的物与周围组织形成鲜明的对比,同时使目的物本身的色泽也深浅适当。这种选择性地除去多余染色剂的过程,称为分化,所使用的溶液即为分化剂。如常规染色中苏木素染核后用1%盐酸乙醇(盐酸1 mL＋75%乙醇99 mL)脱去多余的颜色的过程就是分化。分化时使用的溶液称分化剂。

（十）蓝化作用（反蓝）

苏木素在酸性条件下处于红色离子状态,在碱性条件下则处于蓝色离子状态而呈蓝色。所以分化后用水洗去酸,再用弱碱性水使苏木素染上的组织细胞核呈蓝色,此过程称为蓝化。

五、苏木素-伊红(HE)染色的基本原理

（一）细胞核染色的原理

细胞核主要由脱氧核糖核酸(DNA)组成,带负电荷,呈酸性,细胞核易与带正电荷的碱性染料结合。苏木素氧化为苏木红,苏木红与媒染剂中的铝结合形成蓝色色精,细胞核与这种带正电荷、呈碱性的色精以氢键或离子键结合而被着色。

（二）细胞质染色的原理

细胞质内主要成分是蛋白质,为两性化合物,其等电点时 pH 为 4.7～5.0,此时,酸性或碱性染料不易使之着色。当染液的 pH 高于或低于蛋白质的等电点时,蛋白质带负或正电荷。由于细胞核本身带负电荷,为了区分细胞核与细胞质,必须把染料 pH 调至蛋白质等电点以下,使之带正电荷,并与带负电荷的染料结合。伊红 Y 是一种化学合成的酸性染料,在水中离解成带负电荷的阴离子,与蛋白质的氨基正电荷结合而使细胞质着色。

六、苏木素-伊红(HE)染色方法

（一）手工操作染色步骤

1. 用二甲苯Ⅰ、Ⅱ脱蜡各 5～20 min。
2. 依次放入无水乙醇、95%乙醇各 1～2 min,自来水洗 1～2 min。

3. 将切片浸入配置好的苏木素液内 2～5 min,自来水洗 1～2 min。

4. 用 1%盐酸乙醇分化 10～20 s,自来水洗 5 min。

5. 放入温水(50 ℃左右)反蓝 1 min,自来水洗 1 min。

6. 用伊红染色 10～30 s,自来水洗 1 min。

7. 用 95%乙醇洗 1 min。

8. 用无水乙醇Ⅰ、Ⅱ各 1～2 min。

9. 用二甲苯Ⅰ、Ⅱ各 2～5 min。

10. 滴加中性树胶,盖盖玻片封固。

(二) 染色结果

细胞核呈蓝色,细胞质、纤维结缔组织、红细胞等呈红色或粉红色。

第五章　病原微生物实验基本技术

第一节　培养基的制备

　　培养基是用人工方法将细菌生长所需要的营养物质按一定比例配制而成的营养基质。培养基种类很多,不同的微生物所需培养基不同。培养基中营养物质的来源可分为:天然培养基、合成培养基和半合成培养基。按其基础用途可分为:基础培养基、营养培养基、选择培养基、鉴别培养基、增菌培养基、特殊培养基等。按照物理性状分为:液体培养基、半固体培养基和固体培养基三类,其区别主要是凝固剂的有无和多少,固体培养基是在液体培养基中加入 $1.5\%\sim2.0\%$ 的琼脂作凝固剂;半固体培养基则加入 $0.5\%\sim0.8\%$ 的琼脂。

　　一般培养基除含有大量水分外,还含有碳素、氮素、无机盐类和维生素等。培养基的成分因种类不同而异,其中基础培养基含有一般细菌生长所需要的基本营养成分,如:蛋白胨、肉浸液(或牛肉膏)、氯化钠和水,这些营养物质能为细菌提供生命所需的碳源、氮源、无机盐、水分,并能调节菌体内外的渗透压,为细菌提供能量。其他培养基大多是在基础培养基中加入某些特殊成分(如:营养物质、抑菌剂、检测基质、指示剂等)配制而成。此外,由于微生物生长繁殖必须在最适的酸碱度范围内,才能表现出最大的生命活力,因此应根据不同种类的微生物,将培养基调节到一定的 pH 范围内。

　　培养基配制后还必须进行灭菌,灭菌是指杀死或消灭所有微生物,包括营养体、孢子和芽孢。灭菌的方法很多,可分为物理方法与化学方法两大类。其中物理方法包括湿热灭菌、干热灭菌、紫外线灭菌、过滤除菌等;化学方法主要是利用化学药品对接种室空间、用具和其他物体表面进行灭菌。

一、培养基的配制方法

　　一般培养基的配制方法如下(各种天然培养基的配制方法略有不同):

1. 称量　按照配方的组分及用量先分别称量。

2. 溶化　将培养基各物质加热溶化。

3. 调 pH　根据要求调到一定的酸碱度(pH)。

4. 加琼脂　若要制成固体则加入 2%琼脂并加热融化。

5. 过滤　液体培养基可用滤纸过滤,固体培养基可用 4 层纱布趁热过滤,以利于结果的观察。如果是供一般使用的培养基,该步可省略。

6. 分装　根据需要的数量分装入试管或三角瓶中(图 72)。

7. 加棉塞　培养基分装完毕后,在试管口或三角瓶口上塞上棉塞。

8. 包扎　加塞后,将全部试管用橡皮筋捆扎好。将三角瓶的棉塞外包一层牛皮纸,以防灭菌时冷凝水沾湿棉塞。用记号笔注明培养基名称、日期(图 73)。

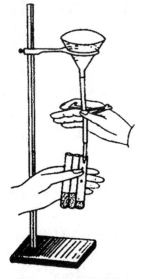

图 72　培养基的分装

图 73　包扎成捆挂标签

9. 灭菌　一般采用高压蒸汽灭菌。

10. 摆斜面　灭菌后,将试管搁置斜面(图 74)。

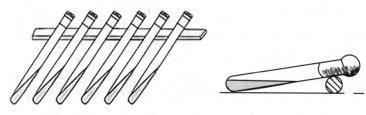

图 74　试管搁置斜面

11. 倒平板　常用的有手持法(图 75)和皿架法(图 76)。

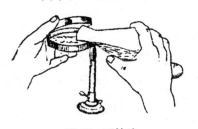
图 75　手持法

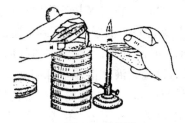
图 76　皿架法

二、培养基及器皿的灭菌

培养微生物常用的玻璃器具主要有试管、三角瓶、培养皿、吸管等,在使用前必须先进行灭菌,使容器中不含任何杂菌;培养基在接入纯种前也必须先行灭菌,使培养基呈无菌状态。培养基可分装入器皿中一起灭菌,也可在单独灭菌后以无菌操作分装入无菌的器皿中。

为了避免玻璃器皿在灭菌后再受空气中杂菌的污染,仍然能保持无菌状态,在灭菌前需进行严格的包装或包扎。试管和三角瓶常采用合适的棉花塞封口（也可采用金属、塑料及硅胶帽套）,棉塞起过滤作用,只允许空气透过,而空气中的微生物则不能通过。制作棉塞应采用普通未脱脂的棉花(医用脱脂棉会吸水,不宜采用),其制作方法有几种,可自行灵活掌握。制好的棉塞要求紧贴玻璃壁,没有皱纹和缝隙;总长度约为管口直径的 2 倍,插入部分约为 2/3,松紧度合适;外露部分的粗细及结实程度,应合乎一定要求。

若因棉花纤维过短,可在棉塞外面包上 1 层纱布,便于无菌操作,减少棉塞的污染概率,并可延长棉塞使用时间。新做的棉塞弹性较大,不易定形,但插在容器上经过一次高压蒸汽灭菌后,形状大小即可固定。三角瓶也可用 8～12 层纱布代替棉塞,通气效果更佳。

蒸汽灭菌前,一般将 7～10 支试管用绳扎在一起,用牛皮纸包裹棉花塞部分,再用绳扎紧;每个三角瓶可单独用牛皮纸包扎棉花塞部分,防止水蒸气弄湿。

培养皿是专为防止空气中杂菌的污染而设计的,底皿加上皿盖为一套。洗净烘干后通常每 10 套叠在一起,用牛皮纸卷成一筒,外面用绳子捆扎以防散开,然后进行灭菌。使用时必须在超净工作台中取出打开。

洗净烘干的吸管,在吸气的一端用镊子或针塞入少许未脱脂棉花(棉花勿外露),以防止菌体误吸入洗耳球中,或洗耳球中的微生物通过吸管而进入培养物中造成污染。每支吸管用一条宽约 5 cm 的纸条,以约 45°角螺旋形卷起来,剩余一端折叠打结。灭菌后烘干,使用时在超净工作台从纸条中抽出。

第二节　无菌操作及接种技术

一、细菌的接种工具

（一）接种环（针）

其结构包括环（针）、金属柄、绝缘柄三部分（图 77）。其中环（针）部分最佳材料为白金丝，因其受热和散热速度快，硬度适宜，不易生锈且经久耐用，但因为价格昂贵而限制了其应用。目前实验室常用的是经济实用的 300～500 W 电热镍铬丝。一般要求接种环长 5～8 cm，直径为 2～4 mm，定量接种环的容量为 0.001 mL。

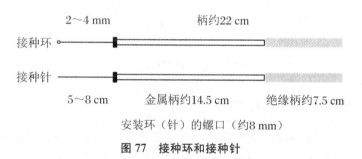

图 77　接种环和接种针

接种环（针）在使用之前需检查镍铬丝是否呈直线，若有弯曲，需用吸管或接种环（针）的另一端将其压直；若环不圆，可将镍铬丝前端放在吸管尖部缠绕一圈，再将镍铬丝突出的部分朝内压紧。

接种环（针）用于固体、液体培养基的接种，接种针用于半固体培养基的接种。

（二）L形玻棒

由直径 2～3 mm 的玻璃棒弯曲成 L 形制成。在使用之前用厚纸包扎后经高压蒸汽灭菌，或蘸取无水乙醇后在火焰上烧灼灭菌。主要用于液体标本的涂布接种。

二、细菌的接种方法

（一）液体培养基的接种

该法主要用于细菌的增菌培养或进行细菌的生化反应（图 78）。

1. 先将接种环在火焰上烧灼灭菌,待冷却后挑取少许细菌。

2. 左手拿试管,右手持接种环,用右手其余手指将试管塞打开,试管口通过火焰烧灼灭菌。

3. 将接种环在贴近液面的管壁上下碾磨数次,使细菌均匀分布于培养基中。

4. 将试管口灭菌后加塞,接种环烧灼灭菌后放回原处。

5. 在试管上做好标记,经 35 ℃培养 18~24 h 后观察结果。

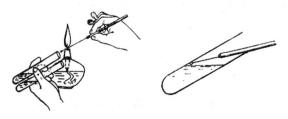

图 78　液体培养基接种法

（二）半固体培养基的接种

该法可用于保存菌种、观察细菌的动力或进行细菌的生化反应（图 79）。

1. 先将接种针在火焰上烧灼灭菌,待冷却后挑取少许菌落。

2. 左手拿试管,右手持接种针,用右手其余手指将试管塞打开后,试管口通过火焰灭菌,将接种针从培养基的中心向下垂直穿刺接种至试管底上方约 5 mm 处（勿穿至管底）,然后由原穿刺线退出。

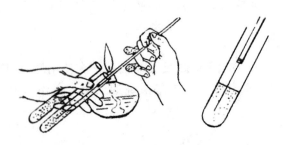

图 79　半固体培养基接种法

3. 将试管口灭菌后加塞,接种针烧灼灭菌后放回原处。

4. 在试管上做好标记,经 37 ℃培养 18~24 h 后观察结果。

(三) 平板固体培养基的接种

该法可将标本中的多种细菌分散成单个菌落,有利于细菌的分纯和进一步鉴定。

1. 连续划线法(图 80)

(1) 先将接种环在火焰上烧灼灭菌,待冷却后挑取少许菌落。

(2) 左手斜持平板,用手掌托着平板底部,五指固定平板边缘,在酒精灯旁以拇指、食指和中指将平板盖撑开 30°~45°角,将已挑取细菌的接种环先在平板一侧边缘均匀涂布,然后运用腕力将接种环在平板上自上而下,来回划线。划线要密,但不能重叠,充分利用平板的面积,不能划破琼脂表面,并注意无菌操作,避免空气中的细菌污染。

(3) 划线完毕,将平板扣上平板盖,接种环烧灼灭菌后放回原处。

(4) 在平板底上做好标记,经 37 ℃培养 18~24 h 后观察结果。

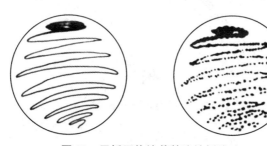

图 80 平板固体培养基连续划线法

2. 分区划线法(图 81)

(1) 先将接种环在火焰上烧灼灭菌,待冷却后挑取少许菌落。

(2) 同上法将平板盖打开 30°~45°角,将已挑取细菌的接种环在平板一端(1区)内作来回划线,再在 2、3、4 区依次划线,每区的划线须有数条线与上区交叉接触,每划完一区是否需要烧灼接种环依标本中的菌量多少而定,每区线间需保持一

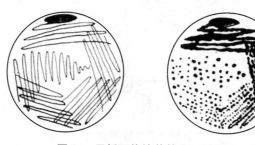

图 81 平板固体培养基分区划线法

定距离,线条要密而不重复。

(3) 划线完毕,将平板扣上平板盖,接种环烧灼灭菌后放回原处。

(4) 在平板底上做好标记,经 37 ℃培养 18～24 h 后观察结果。

(四) 斜面固体培养基接种法

斜面培养基主要用于细菌的纯培养,以进一步鉴定细菌或保存菌种(图 82)。

1. 将接种环(或接种针)在火焰上烧灼灭菌,待冷却后以无菌操作挑取少许菌落。

2. 左手拿试管,打开试管塞后,试管口通过火焰灭菌,再将取有细菌的接种环由斜面底部向上划一直线,再由下至上在斜面上划曲线。

3. 试管口灭菌后加塞,接种环烧灼灭菌后放回原处。

4. 在试管上做好标记,经 37 ℃培养 18～24 h 后观察结果。

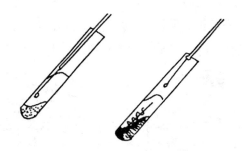

图 82　斜面固体培养基接种法

(五) 涂布接种法

本法主要用于活菌计数和药敏试验(图 83)。

1. 活菌计数　取一定稀释度的菌液 0.1 mL 滴在平板上,用无菌 L 形玻璃棒将液滴涂布均匀,盖上平板盖,经 37 ℃培养 18～24 h 后计数菌落,则每毫升所含

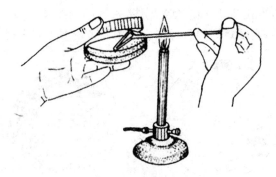

图 83　涂布接种法

活菌数＝菌落数×10×稀释倍数。

2. 直接涂布法　多用于纸片法和管碟法药敏试验。先配制一定浓度的菌液，用无菌棉签蘸取菌液后，在管壁上将多余的液体挤去，在 MH 琼脂平板上按三个方向均匀涂布 3 次，最后沿平板边缘涂一周。盖上平板盖，置室温放置 5 min 使平板表面稍干，然后用无菌镊子将药敏纸片贴在培养基表面，或向竖在平板表面的牛津小杯内加入不同浓度的药物，经 37 ℃培养 18～24 h 后观察结果，测定抑菌圈直径，按判断标准判定结果。

（六）倾注培养法

此法常用于标本或样品中活菌计数（图 84）。

(1) 将标本用无菌生理盐水稀释成不同数量级浓度：10^{-1}、10^{-2}、10^{-3}、10^{-4}、10^{-5}等。

(2) 取不同稀释度的标本各 1 mL 分别注入直径 90 mm 无菌平皿，迅速加入溶化并冷却至约 50 ℃的营养琼脂 15 mL，轻轻转动平板使之充分混匀，待凝固后翻转平板。

(3) 置 37 ℃温箱孵育 18～24 h，计数菌落形成单位（colony for ming unit，CFU），按下式算出每 mL 标本中的细菌数：

$$1 \text{ mL 标本中的活菌数} = \text{全平板 CFU} \times \text{稀释倍数}$$

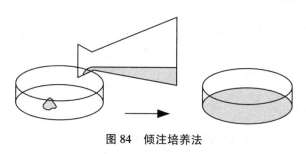

图 84　倾注培养法

第三节　革兰染色技术

一、染色的原理

微生物染色的基本原理，是借助物理因素和化学因素的作用而进行的。物理因素如细胞及细胞物质对染料的毛细现象、渗透、吸附作用等。化学因素则是根据细胞物质和染料的不同性质而发生的各种化学反应。酸性物质较易吸附碱性染料，且吸附作用稳固；同样，碱性物质较易于吸附酸性染料。如酸性物质细胞核对于碱性染料就有化学亲和力，易于吸附。但是，要使酸性物质染上酸性材料，必须把它们的物理形式加以改变（如改变 pH），才能有利于吸附作用的发生。相反，碱性物质（如细胞质）通常仅能染上酸性染料，若把它们变为适宜的物理形式，也同样能与碱性染料发生吸附作用。

细菌的等电点较低，pH 在 2～5 之间，故在中性、碱性或弱酸性溶液中，菌体蛋白质电离后带负电荷；而碱性染料电离时染料离子带正电。因此，带负电的细菌常和带正电的碱性染料进行结合。所以，在细菌学上常用碱性染料进行染色。

影响染色的其他因素，还有菌体细胞的构造和其外膜的通透性，如细胞膜的通透性、膜孔的大小和细胞结构完整与否，在染色上都起一定作用。此外，培养基的组成、菌龄、染色液中的电解质含量和 pH、温度、药物的作用等，也都能影响细菌的染色。

二、染色的方法

微生物染色方法一般分为单染色法和复染色法两种。前者用一种染料使微生物染色，但不能鉴别微生物。复染色法是用两种或两种以上染料，有助于鉴别微生物。故亦称鉴别染色法。常用的复染色法有革兰染色法和抗酸性染色法，此外还有鉴别细胞各部分结构的（如芽孢、鞭毛、细胞核等）特殊染色法。食品微生物检验中常用的是单染色法和革兰染色法。

（一）单染色法

用一种染色剂对涂片进行染色，简便易行，适于进行微生物的形态观察。在一般情况下，细菌菌体多带负电荷，易于和带正电荷的碱性染料结合而被染色。因此，常用碱性染料进行单染色，如美兰、孔雀绿、碱性复红、结晶紫和中性红等。若使用酸性染料，多用刚果红、伊红、藻红和酸性品红等。使用酸性染料时，必须降低染液的 pH，使其呈现强酸性（低于细菌菌体等电点），让菌体带正电荷，才易于被酸性染料染色。单染色一般要经过涂片、固定、染色、水洗和干燥五个步骤。染色结果依染料不同而不同，石炭酸复红染色液：着色快，时间短，菌体呈红色。美兰染色液：着色慢，时间长，效果清晰，菌体呈蓝色。草酸铵结晶紫染色液：染色迅速，着色深，菌体呈紫色。

（二）革兰染色法

革兰染色法是细菌学中广泛使用的一种鉴别染色法，1884 年由丹麦医师 Gram 创立。细菌先经碱性染料结晶染色，而经碘液媒染后，用酒精脱色，在一定条件下有的细菌此色不被脱去，有的可被脱去，因此可把细菌分为两大类，前者叫作革兰阳性菌（G^+），后者为革兰阴性菌（G^-）。为观察方便，脱色后再用一种红色染料如碱性蕃红等进行复染。阳性菌仍带紫色，阴性菌则被染上红色。有芽孢的杆菌和绝大多数的球菌，以及所有的放线菌和真菌都呈革兰正反应；弧菌、螺旋体和大多数致病性的无芽孢杆菌都呈现负反应。

革兰阳性菌和革兰阴性菌在化学组成和生理性质上有很多差别，染色反应不一样。现在一般认为革兰阳性菌体内含有特殊的核蛋白质镁盐与多糖的复合物，它与碘和结晶紫的复合物结合很牢，不易脱色，阴性菌复合物结合程度低，吸附染料差，易脱色，这是染色反应的主要依据。

另外，阳性菌菌体等电点较阴性菌低，在相同 pH 条件下进行染色，阳性菌吸附碱性染料很多，因此不易脱去，阴性菌则相反。所以染色时的条件要严格控制。例如，在强碱的条件下进行染色，两类菌吸附碱性染料都多，都可呈正反应；pH 很低时，则可都呈负反应。此外，两类菌的细胞壁等对结晶紫-碘复合物的通透性也不一致，阳性菌透性小，故不易被脱色，阴性菌透性大，易脱色。所以脱色时间、脱色方法也应严格控制。

三、革兰染色液的配制

试剂 1：结晶紫溶液

A 液：结晶紫乙醇饱和溶液

结晶紫	4~8 g
95% 乙醇	100 mL

B 液：1% 草酸铵溶液

草酸铵	1 g
蒸馏水	100 mL

A 液 20 mL 加 B 液 80 mL 即为结晶紫溶液。

试剂 2：卢戈碘液

碘化钾	2 g
碘	1 g
蒸馏水	300 mL

先将碘化钾溶于少量蒸馏水中,再将碘溶于碘化钾溶液中,溶解时可稍加热,最后补足蒸馏水量。

试剂 3: 95%乙醇

试剂 4:稀释石炭酸复红溶液

A 液:碱性复红乙醇饱和液

碱性复红	5～10 g
95%乙醇	100 mL

B 液:5%石炭酸

苯酚	5 mL
蒸馏水	定容至 100 mL

A 液 10 mL 加 B 液 90 mL 后再加蒸馏水定容至 1 000 mL 即为稀释石炭酸复红溶液。

四、制片和染色的程序

革兰染色法一般包括制片→固定→染色→脱色→复染→水洗→干燥→镜检等步骤,具体操作方法如下:

1. 涂片固定　标本干燥后即进行固定,固定的目的有三个:杀死微生物,固定细胞结构;保证菌体能更牢的黏附在载玻片上,防止标本被水冲洗掉;改变染料对细胞的通透性,因为死的原生质比活的原生质易于染色。利用酒精灯固定在微生物实验室中虽然应用较为普遍,但在研究微生物细胞结构时不适用,应采用化学固定法。化学固定法最常用的固定剂有:酒精(95%),酒精和醚各半的混合物,丙酮,1%～2%的锇酸等。锇酸能很快固定细胞但不改变其结构,故较常用。应用锇酸固定细胞的技术如下:在培养皿中放一玻璃,在玻璃上放置玻璃毛细管,在毛细管中注入少量的 1%～2%锇酸溶液,同时在玻璃上再放置湿标本涂片的载玻片,然后把培养皿盖上,经过 1～2 min 后把标本从培养皿中取出,并使之干燥。

2. 染色　标本固定后,滴加染色液。染色的时间各不相同,视标本与染料的性质而定,有时染色时还要加热。染料作用标本的时间平均为 1～3 min,而所有的染色时间内,整个涂片(或有标本的部分)应该浸在染料之中。若作复合染色,在媒染处理时,媒染剂与染料形成不溶性化合物,可增加染料和细菌的亲和力。

3. 脱色　用醇类或酸类处理染色的细胞,使之脱色。可检查染料与细胞结合的稳定程度,鉴别不同种类的细菌。常用的脱色剂是 95%酒精和 3%盐酸溶液。

4. 复染　脱色后再用一种染色剂进行染色,与不被脱色部位形成鲜明的对照,便于观察。革兰染色在酒精脱色后用番红,石炭酸复红最后进行染色,就是复染。

5. 水洗　用吸水纸吸去水分。

6. 干燥。

7. 镜检　染色的结果是革兰正反应菌体都呈紫色,负反应菌体都呈红色。

第六章　细胞培养技术

第一节　培养室的无菌操作

一、无菌室的灭菌

1. 定期打扫无菌室　每周打扫一次,先用自来水拖地、擦桌子、超净工作台等,然后用3‰来苏儿、新洁尔灭或者0.5%过氧乙酸擦拭。超净台上滤网需每月清洗1次。

2. CO_2 培养箱灭菌　用75%酒精或者0.5%过氧乙酸擦拭,再用紫外灯照射。

3. 实验前灭菌　打开紫外灯、超净台各20~30 min。在开紫外灯杀菌前,应确认无菌室无人后方可开紫外灯杀菌。

4. 实验后灭菌　用75%酒精(3‰新洁尔灭)擦拭超净台、边台、倒置显微镜的载物台。

5. 定期检测下列项目　钢瓶的 CO_2 压力;CO_2 培养箱的 CO_2 浓度、温度及水盘是否有污染(水盘的水用无菌水,每周更换);无菌操作台内的气流压力,定期更换紫外线灯管及 HEPA 过滤膜。

二、实验人员的无菌准备

1. 用肥皂洗手。
2. 穿好隔离衣,放好拖鞋。
3. 用75%酒精棉球擦净双手。

三、无菌操作的要点

1. 凡是带入超净工作台内的酒精、PBS、培养基、胰蛋白酶的瓶子均要用 75% 酒精擦拭瓶子的外表面。

2. 无菌操作工作区域应保持清洁及宽敞，必要的物品，例如试管架、吸管、吸取器或吸管盒等可以暂时放置，其他实验用品用完即应移出，以利于气流之流通。实验用品以 70%乙醇擦拭后才可带入无菌操作台内。实验操作应在台面的中央无菌区域，勿在边缘的非无菌区域操作。

3. 器皿使用前必须过火灭菌。

4. 继续使用的器皿（如瓶盖、滴管）要放在高处，使用时仍要过火。

5. 各种操作要靠近酒精灯，小心取用无菌的实验物品，避免造成污染。勿碰触吸管尖头部或容器瓶口，亦不要在打开的容器正上方操作实验。容器打开后，以手夹住瓶盖并握住瓶身，倾斜约 45°角取用，尽量勿将瓶盖盖口朝上放置于桌面。

6. 吸取两种以上的使用液时要注意更换吸管，防止交叉污染。

第二节　细胞原代培养技术

一、原理

原代培养是直接从生物体获取组织或器官的一部分进行培养，也称初代培养。严格地说即从体内取出组织接种培养到第一次传代阶段，但实际上，通常把第一代至第十代以内的培养细胞统称为原代细胞培养。一般持续 1～4 周。此期细胞呈活跃的移动，可见细胞分裂，但不旺盛。原代培养细胞与体内原组织在形态结构和功能活动上相似性大。由于培养的细胞刚刚从活体组织分离出来，故更接近于生物体内的生活状态。这一方法可为研究生物体细胞的生长、代谢、繁殖提供有效的手段，同时也为以后传代培养创造条件。

二、分类

（一）组织块培养

将剪碎的组织块直接移植在培养瓶壁上，加入培养基后进行培养。

（二）分散细胞培养

将组织块用机械法或化学法使细胞分散。如欲从胎儿或新生儿的组织分离到活性最好的游离细胞,经典的方法是用蛋白水解酶(如胰蛋白酶和胶原酶)消化细胞间的结合物,或用金属离子螯合剂(如 EDTA)除去细胞互相黏着所依赖的 Ca^{2+},再用机械轻度振荡,使之成为单细胞。

三、注意事项

1. 严格进行动物皮肤消毒,使用三套器械取材。新生动物皮肤先用 2% 碘酒液消毒,成年鼠先用 3%～5% 碘酒液消毒后再用 75% 酒精消毒。

2. 严格进行无菌操作,防止细菌、真菌、支原体污染,避免化学物质污染。自取材开始,保持所有组织细胞处于无菌条件。细胞计数可在有菌环境中进行。

3. 吸取液体前,瓶口和吸管进行火焰消毒;吸取液体时,避免瓶口和吸管碰撞。

4. 离心管入台前,管口、管壁应消毒。

5. 实验者离开超净台时,要随时用肘部关闭工作窗。

6. 使用过的器械用酒精棉球擦去血污后,移入另一个器皿中继续消毒,在浸泡器械时剪刀口要叉开放,镊子弯头要向下放,并加盖消毒。凡在超净台外操作的步骤,各器皿需用盖子或橡皮塞盖上或塞住,以防止细菌落入。

7. 器材使用时既要注意用火焰消毒,又要防止烫伤、烫死细胞。经火焰消毒后的吸管一定要用 Hank's 液冷却。

8. 超净台内温度、湿度较大,在夏天工作时台内散热更慢,因此进行细胞悬液混匀、接种时,离火焰要稍微远些,组织细胞、培养液等不能暴露过久,以免溶液蒸发。

第三节　细胞传代培养技术

一、原理

细胞在培养瓶长成致密单层后,已基本上饱和,为使细胞能继续生长,同时也将细胞数量扩大,就必须进行传代(再培养)。传代培养也是一种将细胞种保存下去的方法。同时也是利用培养细胞进行各种实验的必经过程。

二、分类

1. 悬浮生长细胞传代　多采用离心法传代。以 1 000 r/min 离心 20～30 s 后去上清。沉淀细胞加新培养液后再混匀传代。亦有直接传代法,即悬浮细胞沉淀在瓶壁时,将上清培养液去除 1/3～1/2,然后用吸管直接吹打形成细胞悬液再传代。

2. 半悬浮生长细胞传代(HeLa 细胞)　此类细胞部分呈现贴壁生长现象,但贴壁不牢,可用直接吹打法使细胞从瓶壁脱落下来,进行传代。

3. 贴壁生长细胞传代　采用酶消化法传代。常用的消化液有 0.25% 的胰蛋白酶液。

三、注意事项

1. 传代培养时要注意无菌操作并防止细胞之间的交叉污染。所有操作要尽量靠近酒精灯火焰。每次最好只进行一种细胞的操作。每一种细胞只使用一套器材。培养液应严格分开。

2. 每天观察细胞形态,掌握好细胞是否健康的标准:健康细胞的形态饱满,折光性好,生长致密时即可传代。

3. 如发现细胞有污染迹象,应立即采取措施,一般应弃置污染的细胞,如果必须挽救,可加含有抗生素的 PBS 或培养基反复清洗,随后培养基中加入较大量的抗生素,并经常更换培养基等。

第四节　细胞冻存与复苏

一、细胞冻存

细胞低温冷冻贮存是细胞室的常规工作。细胞冻存与细胞传代保存相比可以减少人力、经费,减少污染,减少细胞生物学特性变化。

(一)冻存细胞的理论基础

当细胞冷冻到 0 ℃以下,可以产生以下变化:细胞器脱水,细胞中可溶性物质浓度升高,并在细胞内形成冰晶。如果缓慢冷冻,可使细胞逐步脱水,细胞内不致产生大的冰晶;相反,结晶就大,大结晶会造成细胞膜、细胞器的损伤和破裂。复苏过程应快融,目的是防止小冰晶形成大冰晶,即冰晶的重结晶。

（二）细胞冻存方法

1. 预先配制冻存液　20%血清培养基,10%DMSO(二甲基亚砜)。

2. 取对数生长期细胞1 mL于冻存管中,经胰酶消化后,加入适量冻存液,用吸管吹打制成细胞悬液($1 \times 10^6 \sim 5 \times 10^6$细胞/mL),密封后标记冷冻细胞名称和冷冻日期。

3. 冷冻程序　当温度在-25 ℃以上时,1～2 ℃/min 当温度达-25 ℃以下时,5～10 ℃/min 当温度达-100 ℃时,可迅速放入液氮中。

4. 简易程序　将冻存管于4 ℃放置1 h,于-20 ℃放置1 h,通过线绳将装有冷冻管的纱布袋固定于液氮罐罐口(-70 ℃),放置1 h,后直接投入液氮中。

5. 低温保护剂的应用　在细胞冻存时加入低温保护剂,能大大提高冻存效果。常用的低温保护剂是DMSO,它是一种渗透性保护剂,可迅速透入细胞,提高细胞膜对水的通透性,降低冰点,延缓冻结过程,能使细胞内水分在冻结前透出细胞外,在胞外形成冰晶,减少胞内冰晶,从而减少冰晶对细胞的损伤。

二、细胞复苏

从液氮中取出冻存管,迅速投入37 ℃水浴中,使其融化(1 min 左右)注意防护(冻存管爆炸)! 5 min 内用培养液稀释至原体积的10倍以上低速离心10 min 去上清,加新鲜培养液培养刚复苏的细胞。

三、注意事项

1. 在使用DMSO前,不要对其进行高压灭菌,因其本身就有灭菌作用。高压灭菌反而会破坏其分子结构,以致降低冷冻保护效果。

2. 在常温下,DMSO对人体有毒,故在配制时最好戴手套。

3. 在将细胞冻存管投入液氮时,动作要小心、轻巧,以免液氮从液氮罐内溅出。若液氮溅出,可能对皮肤造成冻伤。操作过程中最好带防冻手套、面罩、工作衣或防冻鞋。

4. 应注意控制冻存细胞的质量。既要在冻存前保障细胞具有高活力,还要确保无微生物污染,这样的细胞才具有冻存价值。

5. 在每批细胞冻存一段时间后,要复苏 1～2 管,以观察其活力以及是否受到微生物的污染。

6. 冻存管宜采用塑料冻存管,不宜使用玻璃安瓿瓶。因为在复苏时,需要从 −196 ℃的液氮中取出冻存管,立即投入 37 ℃温水中,温差很大,玻璃安瓿瓶容易爆炸而发生危险。

第七章　现代医学实验技术应用

第一节　杂交瘤技术

杂交瘤技术又称为单克隆抗体技术,是指将两个或两个以上细胞合并形成一个细胞的现象,是借助于体外细胞融合技术的基础上得以发展的一项新技术手段。抗体是由 B 淋巴细胞产生的,在制备单克隆抗体时,需要淋巴细胞能够在体外培养条件下进行正常的生长繁殖,而且还要持续的产生这种单一抗体。因此,利用特定的抗原来刺激 B 淋巴细胞的产生,结合骨髓瘤细胞能够无限繁殖的特点,利用杂交技术使融合的细胞同时具有二者的特点,而此杂交瘤细胞群持续分泌针对该抗原的均质的高特异性的单克隆抗体。

一、原理

杂交瘤技术是通过融合两种细胞而同时保持两者的主要特性,被特异性抗原免疫的 B 淋巴细胞主要分泌抗体,但是不能在体外连续培养,而骨髓瘤细胞则可以在体外无限分裂、增殖,在选择性培养基的作用下,只有 B 细胞与骨髓瘤细胞融合的杂交细胞才能具有持续培养的能力,形成同时具备抗体分泌功能和无限增殖的两大特性。

二、实验方法

杂交瘤技术制备单克隆抗体实验分为三大部分,第一步:动物免疫;第二步:细胞融合;第三步:杂交瘤细胞的筛选。

材料:8~12 周龄 BALB/c 纯系小鼠 10 只,SP2/O-Ag14 骨髓瘤细胞,抗原。

试剂:RPMI-1640 培养基,小牛血清,50% PEG,HT 培养基,HAT 培养基,台盼蓝,1 mol/L NaOH,1 mol/L HCL,青霉素、链霉素、辣根过氧化物酶羊抗鼠 IgG。

仪器:离心机,倒置显微镜,CO_2 培养箱,恒温水浴锅,高压灭菌锅,血细胞计数板,96 孔和 24 孔培养板各 10 块,48 孔酶标板 20 块,50 mL 塑料离心管 6 支,10 mL 玻璃离心管 10 支,1 mL、5 mL 和 10 mL 吸管各 4 支,培养皿 2 套,100 mL 和 50 mL 培养液瓶各 10 个,1 mL、5 mL 和 10 mL 注射器各 2 支,中、小型手术剪刀各 2 把,中、小型手术镊各 2 把,6 号针头 8 个 500 mL 和 1 000 mL 杯各 2 个,酒精灯 1 盏,不锈钢网(55 cm,200 目)2 块,解剖盘 2 个,培养液抽滤灭菌装置 1 套,橡皮塞若干。

(一) 免疫

1. 精密称取抗原,备用。
2. 按照每只小鼠 0.05 g 戊巴比妥腹腔注射麻醉小鼠。
3. 无菌打开小鼠腹腔,注射抗原于两只小鼠的脾脏内。
4. 将脾脏轻轻复位,缝合伤口,饲养备用。
5. 于注射后三天取脾细胞进行融合。

(二) 融合

1. 放血处死小鼠,浸泡在 75% 的酒精中消毒。
2. 在无菌条件下取脾,移至含培养液的小平皿内,去掉脂肪和结缔组织,用 5 mL 培养液冲洗一次。将脾细胞置细胞网上,加入 5 mL 不完全培养液。研磨分散脾细胞,离心,弃上清后计数备用。
3. 分别吸取含 10^7 个骨髓瘤细胞和 10^8 个脾细胞悬液,加入 50 mL 的离心管中,充分混匀,并加 1640 培养液至 20 mL,离心。
4. 弃上清,用手指轻击离心管底部,使沉淀混匀如糊状。然后置 37 ℃ 水浴中。
5. 取预热 37 ℃ 的 50% PEG 0.7 mL,1 min 内在 37 ℃ 水浴中边滴边摇动加入离心管中,使细胞保持在均匀状态。然后在 37 ℃ 水浴中静置 1.5 min。在 2 min 内加 37 ℃ 预温的 RPMI 1640 培养液 15 mL。
6. 以 1 000 r/min,离心 7 min,弃上清液,加 25 mL HAT 培养液,轻轻混匀,滴加入含有培养液的 96 孔板中,每孔 0.1 mL。
7. 将融合后的细胞悬浮于 HAT 培养液中,置于含 5%～7% CO_2,37 ℃ 饱和湿度培养箱中培养。
8. 每 2～3 天更换一半量的培养液一次,在融合两周内使用 HAT 培养液,在第 12～13 天用 HT 培养液,在第 14 天后根据细胞增殖情况改用 15%～20% FCS

完全培养液。

（三）瘤细胞的筛选

1. 分离单个细胞置入多孔培养板的每个孔中培养。

2. 检测每孔细胞是否产生所注射抗原的抗体。可以通过酶联免疫吸附剂测定分泌抗体的含量。

三、应用范围

单克隆抗体问世以来，其独有的特征已应用于医学很多领域。主要表现在以下几个方面：

（一）检验医学诊断试剂

单克隆抗体以其特异性强、纯度高、均一性好等优点，作为检验医学实验室的诊断试剂，广泛应用于酶联免疫吸附试验、免疫组化和流式细胞仪等技术，并且单克隆抗体的应用很大程度上促进了商品化试剂盒的发展。单链抗体诊断体内肿瘤的显像速度快，穿透力强，因此在肿瘤组织中的分布指数较完整抗体分子高。在放射显像时，相比于放射性核素而言对身体危害程度小，因此是较为理想的显像定位诊断载体。

（二）蛋白质的提纯

单克隆抗体是亲和层析中重要的配体。将单克隆抗体吸附在一个惰性的固相基质上，并制备成层析柱。将层析柱充分洗脱后，改变洗脱液的离子强度或 pH，欲分离的抗原与抗体解离，收集洗脱液便可得到欲纯化的抗原。

（三）小分子抗体的应用

将针对某一肿瘤抗原的单克隆抗体与化疗药物或放疗物质连接，利用单克隆抗体的导向作用，将化疗药物或放疗物质携带至靶器官。另外，将放射性标记物与单克隆抗体连接，注入患者体内可进行放射免疫显像，协助肿瘤诊断。

第二节　免疫印迹技术

免疫印迹试验（immunoblot 或 Western blot）是由十二烷基硫酸钠聚丙烯酰

胺凝胶电泳(SDS-PAGE)、电泳转印及免疫标记三项技术结合而成的一种新型的免疫探针技术,是用于分析蛋白抗原和鉴别生物学活性抗原组分的有效方法。作为一项高敏感和高特异的诊断方法,具有很大的发展潜力。

一、原理

　　免疫印迹(蛋白质印迹,Western blot)是将蛋白质转移到膜上,然后利用抗体进行检测的方法。对已知表达蛋白,可用相应抗体作为一抗进行检测,对基因的表达产物,可通过特异性抗体检测。与 Southern 或 Northern 杂交方法类似,但 Western blot 采用的是聚丙烯酰胺凝胶电泳,被检测物是蛋白质,"探针"是抗体,"显色"用标记的二抗。经过 PAGE 分离的蛋白质样品,转移到固相载体(例如硝酸纤维素薄膜)上,固相载体以非共价键形式吸附蛋白质,且能保持电泳分离的多肽类型及其生物学活性不变。以固相载体上的蛋白质或多肽作为抗原,与对应的抗体起免疫反应,再与酶或同位素标记的第二抗体起反应,经过底物显色或放射自显影以检测电泳分离的特异性蛋白成分。该技术也广泛应用于检测蛋白水平表达。

二、实验方法

(一)总蛋白提取

　　细胞总蛋白的提取:弃去培养液,用常温的 PBS 缓冲液清洗两遍后加入 1 mL PBS 缓冲液,用细胞刮仔细刮下所有细胞,收集至 1.5 mL 离心管中,4 ℃,1 400 r/min,离心 5 min。弃上清,每组细胞加入含有 1%苯甲基磺酰氟(PMSF)的细胞裂解液,放置冰上裂解 30 min,每隔 10 min 用移液器或者漩涡振荡混匀,使其充分裂解。4 ℃,12 000 r/min,离心 15 min,将上清转移至新的 1.5 mL 离心管中,放入 -80 ℃冰箱中保存。

　　组织蛋白的提取:将少量组织块置于 1～2 mL 匀浆器中球状部位,用干净的剪刀将组织块尽量剪碎。加适量单去污剂裂解液裂(含 PMSF)于匀浆器中,进行匀浆。然后置于冰上裂解,重复几次使组织尽量碾碎。裂解 30 min 后,即可用移液器将裂解液移至 1.5 mL 离心管中,然后在 4 ℃下 12 000 r/min 离心 5 min,取上清分装于 0.5 mL 离心管中并置于 -20 ℃保存。

(二)蛋白浓度

　　样品离心后,吸取 10 μL 上清,用 BCA 法检测蛋白浓度,按照 BCA 剂盒说明书上的 protocol 进行操作。

（三）制胶和 SDS-PAGE 电泳

1. 准备　将玻璃板、制胶架清洗干净。将长短玻璃板下缘对齐,固定在制胶架中。用移液器吸取适量双蒸水灌满玻璃板中间的制胶槽,检测是否漏水。

2. 配制分离胶　根据所要检测蛋白分子量大小选择合适浓度大小的分离胶(配胶注意:TEMED 为凝结剂,需最后添加),分离胶的浓度越大,小分子蛋白分离得越好。

3. 灌胶　用移液器吸取适量分离胶沿着制胶槽一侧缓慢加入(注意:尽量避免产生气泡),当分离胶达到距离上沿约 1.8 cm 时,停止灌胶,将气泡赶出后,沿着短板上缘左右匀速加入双蒸水至溢出制胶槽,以隔绝空气。在室温中静止,使得分离胶充分凝固。一般分离胶的凝固速度与室温呈正比,待分离胶层和水层出现明显的分界线时,即可将上层水倒去,并用滤纸吸干。

4. 配制浓缩胶　5%浓缩胶配制完成后立即以同样的方法灌浓缩胶,快速将梳子缓慢插入浓缩胶当中,尽量避免产生气泡。在室温静置 30 min 以上,使浓缩胶充分凝固。

5. 上样　将玻璃板取下,组装好加样槽(注意:短板向里),从里向外加入配制好的电泳缓冲液,电泳缓冲液加到足够量,然后小心地拔掉梳子。加样前需要根据测得的各组蛋白浓度,稀释至各组蛋白浓度相等,加入适量蛋白上样缓冲液。然后将各组蛋白放于沸水中煮 5～10 min,使蛋白充分变性,待其温度自然下降至室温即可。

6. PAGE 电泳　电泳全程均在低温中进行。样品蛋白是先进行浓缩胶电泳,电压为 80 V,20～30 min,待各组蛋白跑至分离胶与浓缩胶的边界,且呈现出一条不连续的直线时,即可换电压至 120 V,90 min 进行分离胶电泳,当溴酚蓝条带跑至底部时,电泳即可结束。

（四）转膜（湿转法）（图 85）

将剪好的聚偏二氟乙烯(PVDF)膜置于甲醇中活化数秒,然后和滤纸、海绵垫一起放在转移缓冲液中平衡数分钟(注意:膜右上角做好标记,用以判断膜的正反面)。随后在转移液中装配转移三明治,在负极面上依次铺上:海绵→滤纸→胶→PVDF 膜→滤纸→海绵,每层放好之后,都需赶出气泡,否则会影响转膜,最后合起转膜夹放至转移槽中(注意:转膜过程中切勿用手直接接触到 PVDF 膜;上下两层滤纸不能有任何接触,否则可能产生短路;转移三明治的负极面对转移槽的负极面,正极面对正极面)。低温进行转膜,恒压 80 V,一般为 2 h(注意:转膜时间与分子量密切相关,转膜之后所以步骤都应要注意膜的保湿,避免干燥,否则极易产生较高的背景)。转膜完成后,将膜取出放于 5%脱脂奶粉或者 5%牛血清蛋白(BSA)中室温封闭 2 h。

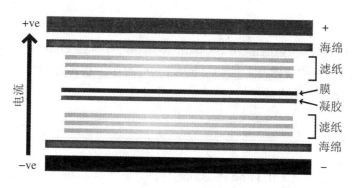

图 85　转膜示意图

（五）免疫反应

将膜放入 TBST 中清洗 3 次,每次 5 min,置于平板摇床震摇。然后加入稀释过的一抗,密闭,4 ℃孵育过夜。次日,回收一抗,用 TBST 清洗 3 次,每次 5 min,置于平板摇床震摇。加入稀释过的二抗,密封,室温震摇,孵育 1 h。TBST 清洗 3 次,摇床震摇,每次 5 min(注意:如果结果背景较高可以适当延长洗涤时间,增加洗涤次数,改变一抗抗体和二抗的比例)。

（六）曝光

根据 ECL 化学发光试剂盒说明书,避光配制 ECL 发光试剂,试剂 A 和试剂 B 按 1∶1 比例混合,每条带 20 μL 加于 PVDF 膜正面(有蛋白面),涂抹均匀。置于凝胶成像仪中曝光。

三、应用范围

免疫印迹技术在临床医学方面和科学研究方面早已被广泛应用,其主要应用范围包括:

1. 从蛋白质混合物中检出目标蛋白质。

2. 定量或定性确定细胞或组织中蛋白质的表达情况。

3. 用于蛋白质-蛋白质、蛋白质-DNA、蛋白质-RNA 相互作用的后续分析。

第三节　PCR 技术

聚合酶链式反应（Polymerase Chain Reaction），简称 PCR，是一种用于放大扩增特定的 DNA 片段的分子生物学技术，它可看作生物体外的特殊 DNA 复制，PCR 的最大特点是能将微量的 DNA 大幅增加。

一、原理

荧光定量 PCR（Real Time PCR）即实时监测 PCR 扩增产物并进行解析的方法。它的原理类似于 DNA 的天然复制过程，是外添加的靶序列两端互补的寡核苷酸引物与所需检测 DNA 模板结合，并在反应体系中加入荧光物质，通过相应的荧光信号监测系统对反应过程中的荧光信号强度并进行实时监测。此种荧光物质是一种能结合于所有双链 DNA 双螺旋小沟区域的具有绿色激发波长的染料，在激发光的照射下产生荧光（图 86）。

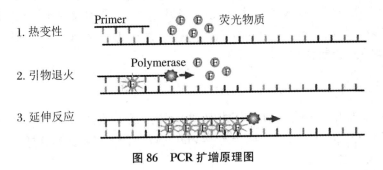

图 86　PCR 扩增原理图

二、实验方法

通常荧光定量 PCR 反应分两步完成，即反转录反应 RNA→cDNA 和荧光定量 PCR 扩增反应。

（一）试剂准备

引物、逆转录试剂盒、实时荧光 PCR 反应试剂盒。

（二）逆转录反应

将 RNA 样品和逆转录所用试剂置于冰上解冻,使用前应将所有试剂漩涡振荡混匀,并简单离心收集附于管壁上的液体。按照如下体系配制基因组 DNA 去除混合液:

5×gDNA Buff	2 μL
Total RNA	1 μL
RNase-Free ddH$_2$O	补足至 10 μL

42 ℃,孵育 5 min 后冰上放置。按照如下逆转录反应体系配制混合液:

10×Fast RT Buff	2 μL
RT Enzyme Mix	1 μL
FQ-RT Primer Mix	1 μL
RNase-Free ddH$_2$O	补足至 10 μL

将逆转录反应体系混合液加入基因组 DNA 去除混合液中,并充分混匀。42 ℃,15 min,95 ℃,3 min,即得 cDNA,置于 -20 ℃ 保存备用。

（三）Real time PCR

1. 根据实时荧光 PCR 反应试剂盒的要求配置反应体系(25 μL)如下:

RNase-Free ddH$_2$O	10.5 μL
QuantiFast SYBR Green PCR mix	12.5 μL
F-Primer(10 mM)	0.5 μL
R-Primer(10 mM)	0.5 μL
cDNA	1 μL

混匀后离心 15 s 使反应成分集于管底。

2. 模板 DNA 的变性　模板 DNA 经加热至 95 ℃ 左右 5 min 后,使模板 DNA 双链或经 PCR 扩增形成的双链 DNA 解离,使之成为单链,以便它与引物结合,为下轮反应做准备。

3. 模板 DNA 与引物的退火(复性)　模板 DNA 经加热变性成单链后,温度降至 56 ℃ 左右,引物与模板 DNA 单链的互补序列配对结合。

4. 引物的延伸　DNA 模板-引物结合物在 TaqDNA 聚合酶的作用下,以 dNTP 为反应原料,靶序列为模板,在 72 ℃ 温度条件下,按碱基配对与半保留复制原理,合成一条新的与模板 DNA 链互补的半保留复制链。

重复循环变性—退火—延伸三过程,就可获得更多的"半保留复制链",而且这种新链又可成为下次循环的模板。每完成一个循环需 2～4 min,2～3 h 就能将待扩目的基因扩增放大几百万倍。到达平台期所需循环次数取决于样品中模板的拷贝。

三、应用范围

PCR 技术可用于基因分离、克隆和核酸序列分析等基础研究,还可用于疾病的诊断或任何需要研究 DNA、RNA 的地方,可以用于以下几个方面:

(一)研究方面

PCR 技术在研究方面的应用,主要是体外扩增 DNA 的直接序列测定;使用可直接进行化学修饰的 PCR 引物在 PCR 产物中导入所希望的变化;稀少转录产物的快速克隆和序列测定;反向 PCR 扩增原来位于核心顺序两侧的 DNA 序列,从而产生未知序列的探针或确定上游和下游两侧区域的序列等。

(二)临床医学方面

遗传疾病多为基因的重排、缺失和突变。PCR 技术作为基因分析手段已被应用于疾病的诊断,如镰刀状贫血病、地中海贫血症等的基因分析以及产前基因诊断、基因转位活化癌基因的分析、感染性治病原的检测和致病基因的检测,已成功地用于与 AIDS 相关的 HIV-I 的检测。

(三)其他

在分子考古、法医学和人类学方面,DNA 来源量少,如头发、血迹、单个二倍体细胞、单个精子等,可用 PCR 技术从中提取微量 DNA 做模板进行扩增,产生目标片段供分析研究。

第四节　免疫组化技术

免疫组化又称为免疫组织化学,利用抗原与抗体特异性结合的原理,通过化学反应使标记抗体的显色剂(酶、金属离子、同位素)显色来确定组织细胞内抗原(多肽和蛋白质),对其进行定位、定性及定量的研究。

一、原理

根据抗原抗体反应和化学显色原理,组织切片或细胞标本中的抗原先和一抗结合,再利用一抗与标记生物素的二抗进行反应,前者再用标记辣根过氧化物酶(HRP)或碱性磷酸酶(AKP)等的抗生物素(如链霉亲和素等)结合,最后通过呈色反应来显示细胞或组织中的化学成分,在光学显微镜下可清晰看见组织内或细胞内发生的抗原抗体反应产物,从而能够在组织或细胞中蛋白的原位确定分布和含量。

二、实验方法

按染色步骤可分为直接法(又称一步法)和间接法(二步、三步或多步法)。与直接法相比,间接法的灵敏度提高了许多。

1. 石蜡或冰冻切片,常规脱蜡脱水。

2. 用 0.3% 或 3% H_2O_2 去离子水(无色液体)孵育 10~30 min,以灭活内源性过氧化物酶活性。

3. 用 PBS 洗涤 4 次,每次 5 min。

4. 血清封闭:室温 15~30 min,尽可能与二抗来源一致。倾去,勿洗。

5. 滴加适当比例稀释的一抗,37 ℃ 孵育 2~3 h 或 4 ℃ 过夜(最好复温)。用 PBS 冲洗 5 次,每次 3 min。

6. 滴加辣根过氧化物酶标记的二抗,室温或 37 ℃ 孵育 0.5~1 h。

7. 用 PBS 冲洗 5 次,每次 3 min。

8. 用显色剂显色(DAB 等)。

9. 用 PBS 充分冲洗。

10. 可进行复染,脱水,透明。

11. 选择适当的封片剂封片。

三、应用范围

组织或细胞中凡是能作为抗原或半抗原,如蛋白质、多肽、氨基酸、多糖、磷脂、受体、酶、激素、核酸及病原体等都可用相应的特异性抗体进行检测。

第五节　免疫荧光技术

　　免疫荧光法是借抗原抗体反应进行特异荧光染色的诊断技术。由于荧光素标记抗体检测抗原的方法最为常用，也称为荧光抗体技术。最常用的荧光素为异硫氰基荧光素（fluorescein isothiocynate，FITC）。

一、原理

　　免疫荧光技术是以荧光素作为标记物，与已知的抗体结合，用于检测和鉴定未知的抗原。最常用的荧光素为异硫氰基荧光素（FITC），最大吸收光谱 $490\sim495$ nm，呈现明亮的黄绿色荧光。在荧光显微镜下，可以直接观察到呈现特异荧光的抗原抗体复合物。

二、实验方法

（一）直接法

　　用已知特异性抗体与荧光素结合，制成荧光特异性抗体，直接与细胞或组织中的相应抗原结合。此方法虽简便，但一种荧光抗体只能检测一种抗原，敏感性较差，现已不常用。

（二）间接法

　　先用特异性一抗与细胞标本反应，再用荧光二抗与结合在抗原上的抗体结合，形成抗原-抗体-荧光抗体复合物。此方法只需要制备一种种属间接荧光抗体，使用多种第一抗体的标记显示，敏感性高，较常用。

　　间接法也称间接荧光抗体法（IFA），操作步骤如下：

　　1. 抗原标本。用记号笔或蜡笔将各个抗原位点围圈隔离。

　　2. 在每个抗原位置滴加已稀释的血清样本或样本稀释系列，使样本液充满圈内，置湿匣 37 ℃孵育 30 min。

　　3. 用 pH 8.0 0.01 mol/L PBS 冲后再置于同样 PBS 液中浸泡 5 min，不时摇动，如此 2 遍，然后取出吹干。

　　4. 在抗原位点滴加经 pH 8.0 PBS 适当稀释的荧光抗体（每批结合物的工作

浓度需经滴定),使完全覆盖抗原膜,置湿盒 37 ℃孵育 30 min。

5. 经洗涤(同 3)后用 0.1‰伊文思蓝液复染 10 min,然后以 PBS 流水冲洗 0.5~1 min,风干。

6. 用 pH 8.5 或 pH 8.0 碳酸(或磷酸)缓冲甘油封片,也可加一小滴 PBS(pH 8.0)覆以盖片。

7. 镜检 以见有符合被检物形态结构的黄绿色清晰荧光发光体、而阴性对照不可见者为阳性反应。根据荧光亮度及被检物形态轮廓的清晰度把反应强度按 5 级区别(+ + + , + + , + , ± , -)。 + 以上的荧光强度为阳性。

三、应用范围

免疫荧光法可以确定组织细胞内抗原(多肽和蛋白质),对其进行定位、定性及定量,在细胞学、免疫细胞学、病理学、微生物学、寄生虫学等各种医学科研以及临床诊断方面有广泛的应用。

第六节 酶联免疫吸附技术

酶联免疫吸附试验(ELISA)简称酶联试验,已广泛用于检测各种微量蛋白的含量,其样品的来源广泛,例如,血清、体液、尿液以及分泌物等。根据检测要求可分多种类型,常用者有:间接法,双抗体夹心法,竞争法以及竞争抑制法等。酶联试验的方法根据所用载体、酶底物系统、观察反应结果等不同而有很大差别。固相载体常用聚苯乙烯微量滴定板,该方法具有所需样品少、灵敏度高、重现性好、方便等优点。在整个检测中所需的酶底物也有多种,常用的有辣根过氧化物酶-邻苯二胺(HRP - OPD)、碱性磷酸酯酶-硝酚磷酸盐(AKP - PNP)等,均具有生物放大效应。其中 HRP 由于价廉、易得而被广泛应用。

一、原理

ELISA 在免疫技术与酶催化放大信号相结合的一项现代检测技术,待检物在固相载体表面仍保持其免疫学活性,酶标记的抗原或抗体既保留酶的活性又保留免疫学活性,在测定时受检标本(测定其中的抗体或抗原)与固相载体表面的抗原或抗体起反应,再加入酶标记的抗原或抗体,再一次通过反应而结合在固相载体上,加入酶反应的底物后,底物被酶催化成为有色产物,产物的量与标本中受检物质的量直接相关,故可根据呈色的深浅进行定性或定量分析。

二、实验方法

酶联试验的基本操作过程可分为:样品处理、温育洗涤、加样、酶结合物反应、底物显色、终止反应、读取结果等若干步骤(图 87)。

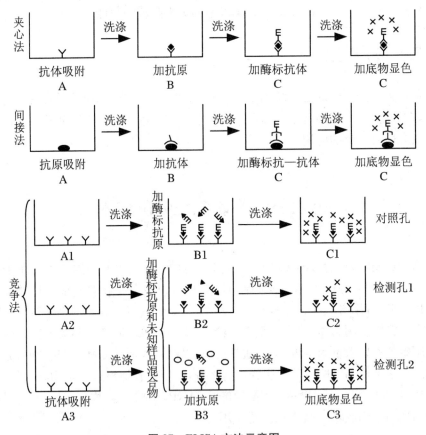

图 87　ELISA 方法示意图

下面以常见的双抗夹心方法进行具体介绍。

1. **标准品的稀释**　酶标板中设置 5 个标准品浓度梯度,在第一孔中加入 100 μL 标准品,再向第一孔中加入 50 μL 的标准品稀释液,混匀;从第一孔中取 100 μL 加入第二孔,再取 50 μL 的标准品稀释液加入第三孔,混匀,然后从第三孔中弃出 50 μL 液体,再取 50 μL 分别加入第四孔,再向第四孔中加入 50 μL 标准品稀释液,混匀;从第四孔中取 50 μL 加入第五孔中,再加入 50 μL 的标准品稀释液,混匀;从第五孔中取 50 μL 加入第六孔中,再加入 50 μL 标准品稀释液,混匀,再从第六孔中弃除 50 μL,即可。

2. 加样 加入 40 μL 样品稀释液,再加入 10 μL 样品,轻混匀。空白孔中不加入样品,只加入酶标试剂,其余操作步骤同样。

3. 孵育 封板膜封板后置于 37 ℃ 中孵育 30 min。

4. 洗涤 弃液体,甩干,每孔中加入洗涤液,静止 30 s 后弃去,重复 5 次,甩干。

5. 加酶 每孔中加入 50 μL 酶标试剂,空白孔除外。

6. 孵育 操作步骤同 3。

7. 洗涤 操作步骤同 4。

8. 显色 向酶标板中每孔加入显色剂 A 50 μL,再加入显色剂 B 50 μL,轻轻混匀,置于 37 ℃ 中孵育 15 min,避光保存。

9. 终止 向每孔中加入终止剂 50 μL,蓝色立即转变为黄色。

10. 测定 以空白孔为基准,450 nm 下测定各孔的吸光度(OD 值),此过程需在终止后 15 min 内进行。

三、应用范围

ELSIA 法的应用范围很广泛。由于抗原抗体反应的特异性强,故可用于已知物质来检测未知样品,此外根据抗原、抗体之间的结合度不同,因此可用于效价的检测。已有商品化的各类试剂盒,在内分泌、传染病、寄生虫、病毒以及植物样品中得到广泛的应用。

下 篇

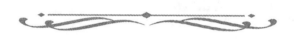

基 础 实 验

实验一　光学显微镜的使用及人口腔上皮细胞的观察

一、实验目的

1. 掌握普通光学显微镜的构造和各部分的作用。
2. 掌握普通光学显微镜的使用技术和保养措施。
3. 熟悉普通光学显微镜的保养措施。

二、实验材料

普通光学显微镜、镊子、吸水纸、纱布、载玻片、盖玻片、牙签、擦镜纸、稀碘液、生理盐水。

三、实验方法

1. 用纱布擦干净载玻片和盖玻片备用。
2. 在载玻片近中央处滴加几滴生理盐水。
3. 用干净的牙签在口腔颊内轻刮几下,并把刮下来的上皮细胞涂在生理盐水中(一定涂均匀)。
4. 用镊子夹起盖玻片,使它的一边先接触载玻片上的水滴,再将盖玻片缓缓放平盖在水滴上。
5. 在盖玻片的一侧滴加几滴稀碘液,另一侧用吸水纸吸取。
6. 在镜下观察,并绘制上皮细胞镜下图形。

四、注意事项

1. 取材前,口腔应清理干净。

2. 用牙签在口腔壁上轻轻刮动,不要用力,不要刮牙齿缝,避免刮取食物残渣。

3. 盖盖玻片时,用镊子夹起盖玻片,让盖玻片的一侧先接触水滴,然后缓缓盖下,以防气泡产生。

五、复习思考题

1. 显微镜的放大倍数是如何计算的?

2. 使用低倍镜和高倍镜物镜观察切片时,应该特别注意什么问题?

实验二　血涂片的制备及观察

一、实验目的

将血液制成血涂片,经染色后在显微镜下进行细胞形态观察。

二、实验原理

使用推片将血液在载玻片制成血膜,并进行染色。染料含伊红和亚甲蓝,细胞中的碱性物质与酸性染料伊红结合染成红色;而酸性物质与碱性染料亚甲蓝结合染成蓝色。中性物质则同时与伊红和亚甲蓝结合,染成淡紫红色,从而使不同血细胞呈现各自的染色特点。

三、实验器材

1. 器材　载玻片(清洁、干燥、无尘、无油脂、25 cm × 75 cm,厚度 0.8～1.2 mm)、推片、一次性真空无菌采血针或注射器、记号笔和染色架、光学显微镜。

2. 试剂　瑞氏染色液,配制如下:

Ⅰ液:瑞氏染料 0.1 g,甲醇 60.0 mL

瑞氏染料由酸性染料伊红和碱性染料亚甲蓝的氧化物(天青)组成。将瑞氏染料放入清洁干燥研钵里,先加少量的甲醇,充分研磨使染料溶解,将已溶解的染料倒入棕色试剂瓶中,未溶解的再加少量甲醇研磨,直至染料完全溶解,甲醇全部用完为止。配好后放入室温下,一周后即可使用。新配染液效果较差,放置时间越长,染色效果越好。久置应密封,以免甲醇挥发或氧化成甲酸。染液中也可加中性甘油 2～3 mL,除可防止甲醇过早挥发外,也可使细胞着色清晰。

Ⅱ液:pH 6.4～6.8 磷酸盐缓冲液

磷酸二氢钾(KH_2PO_4)	0.3 g
磷酸氢二钠(Na_2HPO_4)	0.2 g

加蒸馏水加至 1 000 mL,配好后用磷酸盐溶液校正 pH,塞上瓶塞贮存。如无缓冲液可用蒸馏水代替。

四、操作步骤

1. 采血　静脉采血后,使用玻璃棒、毛细管或注射针头等在距载玻片一端 1 cm 处加 1 滴(约 0.05 mL)抗凝血,直径约 4 mm。如果使用手指采血则直接用洁净玻片蘸 1 滴血。

2. 制备血涂片　左手平执载玻片,或放在类似桌子等平坦地方,右手持推片从后方或前方接近血滴,使血液沿推片边缘展开成适当的宽度,立即将推片与载玻片呈 30°~45°,轻压推片边缘将血液推制成厚薄适宜的血涂片(图 88),血涂片应呈舌状,头、体、尾清晰可见。

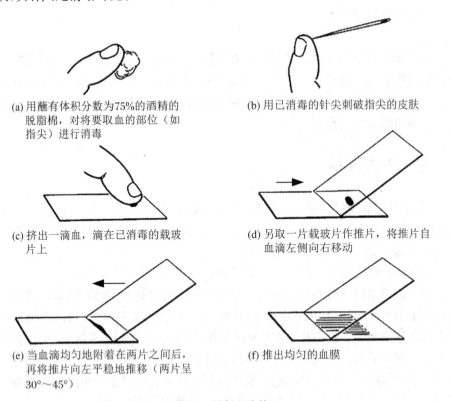

(a) 用蘸有体积分数为75%的酒精的脱脂棉,对将要取血的部位(如指尖)进行消毒

(b) 用已消毒的针尖刺破指尖的皮肤

(c) 挤出一滴血,滴在已消毒的载玻片上

(d) 另取一片载玻片作推片,将推片自血滴左侧向右移动

(e) 当血滴均匀地附着在两片之间后,再将推片向左平稳地推移(两片呈 30°~45°)

(f) 推出均匀的血膜

图 88　制备血涂片

3. 干燥　将推好的血涂片在空气中晃动,使其迅速干燥。天气寒冷或潮湿时,应于 37 ℃温箱中保温促干,以免细胞变形缩小。

4. **标记** 血膜干燥后,用铅笔在厚血膜处写明编号。

5. **染色** 用蜡笔在血膜两侧划线,以防染液溢出,然后将血膜平放在染色架上。加瑞氏染色液 2～3 滴,使覆盖整个血膜,固定 0.5～1.0 min。滴加等量或稍多的新鲜蒸馏水,与染液混匀染色 5～10 min。用清水冲去染液,待自然干燥后或用吸水纸吸干,即可置血涂片于显微镜下进行镜检。

五、结果观察

1. **肉眼观察** 染色前血膜呈肉红色。厚薄适宜,头、体、尾明显,细胞分布均匀,膜的边缘要整齐,并留有一定的空隙;染色后呈淡紫色。

2. **显微镜观察** 先用低倍镜观察整张血片染色情况、白细胞的多少和细胞分布情况。选择血涂片的体尾交界处染色良好的区域,转换油镜下观察。由血膜边缘向中央依次上下呈"墙垛"样顺序观察。同时观察红细胞、血小板的形态及其分布情况。可见成熟红细胞呈粉红色;白细胞核呈紫色;粒细胞胞质颗粒呈特有的颜色;单核细胞胞质呈灰蓝色;淋巴细胞胞质呈淡蓝色;血小板呈紫色。

六、注意事项

1. **载玻片** 要制备良好的血细胞涂片,玻片必须干净。新购置的载玻片常带有游离碱质,必须用约 1 mol/L HCl 浸泡 24 h 后,再用清水彻底冲洗,擦干后备用。用过的载玻片可放入含适量肥皂或其他洗涤剂的清水中煮沸 20 min,洗净,再用清水反复冲洗,蒸馏水最后浸洗后擦干备用。边缘破碎、玻面有划痕的玻片不能再用。使用玻片时,只能手持玻片边缘,切勿触及玻片表面,以保持玻片清洁、干燥、中性、无油腻。

2. **标本** 最好使用非抗凝血制备血涂片,也可用 EDTA 抗凝血制备。使用抗凝血标本时,应充分混匀后再涂片。抗凝血标本应在采集后 4 h 内制备血涂片,时间过长可引起中性粒细胞和单核细胞的形态学改变。制血涂片前标本不宜冷藏,不能使用肝素抗凝标本。

3. **涂片制备** 涂片的厚度、长度与血滴的大小、推片与载玻片之间的角度、推片时的速度及红细胞比容有关。一般认为血滴大、血黏度高、推片角度大、速度快则血膜厚,反之则血膜薄。故针对不同病人应有的放矢,对血细胞比容高、血黏度高的病人应采用小血滴、小角度、慢推;而贫血患者则应采用大血滴、大角度、快推。血膜应厚薄均匀适度,头尾及两侧有一定的空隙。如血膜面积太小,可观察的部分会受到局限,故应以在离开载玻片另一端 2 cm 的地方结束涂抹为宜。一些体积特大的特殊细胞常在血膜的尾部出现,因此画线应注意保存血涂片尾部细胞。一些常见血涂片制备的质量问题和可能原因见表3。

表3 血涂片制备后质量问题和可能原因

血涂片质量问题	原 因
不规则间断和尾部过长	推片污染、推片速度不均匀、载玻片污染
有空泡(空洞)	载玻片被油脂污染
血膜过长或过短	推片角度不佳或血滴太小
血膜无尾部	血滴太大
两侧无空隙	推片太宽或血滴展开太宽
血膜太厚	血滴大、血液黏度高、推片角度大、推片速度快

4. 染色　血涂片必须充分干燥后方可固定染色,否则细胞尚未牢固地吸附在玻片上,在染色过程中容易脱落。染色时间与染液浓度、细胞多少及室温有关,染液淡、细胞多、室温低时间长;反之,可减少染色时间。

5. 冲洗　应以流水冲洗,不能先倒掉染液,以免染料沉渣沉着在血涂片上;冲洗时间不宜过久,以免脱色;冲洗完的血涂片应放于染色架上待干,以免剩余水分浸泡造成脱色。

七、实验评价

血涂片制备是血液学检查的重要基本技术之一。一张良好的血涂片,厚薄要适宜,头体尾要明显,细胞分布要均匀,膜的边缘要整齐,并留有一定空隙。

八、复习思考题

1. 从外观来判断,一张好的血涂片有哪些特征?
2. 本实验成功的关键在哪里?

实验三　外周血中白细胞的分离

血细胞由红细胞、白细胞、血小板等组成。实验中常用白细胞来做研究,如炎症渗出、细胞迁移、识别等都涉及白细胞。白细胞又分为粒细胞、淋巴细胞、单核细胞等,它们具有不同的功能,实验中常需要分离血细胞方能进行。这里主要讨论人外周血单个核细胞的分离方法。

一、实验目的

1. 掌握外周血细胞单个核细胞分离的基本原理及实验方法。
2. 掌握外周血细胞单个核细胞的概念。
3. 了解白细胞分离的临床意义。

二、实验原理

人外周血单个核细胞包括淋巴细胞和单核细胞。常用于分离人外周血白细胞的分层液是密度为 1.077 ± 0.001 g/mL 的聚蔗糖(Ficoll)-泛影葡胺(Hypaque Urografin)(F/H,称为淋巴细胞分层液)。Ficoll 是蔗糖的多聚体,呈中性,平均分子量为 400 000,密度为 1.2 g/mL,仍未超出正常生理性渗透压,也不穿过生物膜。红细胞、粒细胞比重大,离心后沉于管底;淋巴细胞和单核细胞的比重小于或等于分层液密度,离心后漂浮于分层液的液面上,也可有少部分细胞悬浮在分层液中。

三、实验步骤

1. 在干净的试管中加入 2 mL 的淋巴细胞分离液,备用。
2. 用抗凝管抽取静脉血 2 mL,沿试管壁缓慢加入,此时可见淋巴细胞分离液与血液中有一明显界限。
3. 水平离心 2 000 r/min,20 min,此时可见液面分层。
4. 用吸管缓慢插入云雾层,吸取单个核细胞,滴于载玻片上,进行瑞氏染色,观察。

四、注意事项

1. 加入血液时应缓慢加入,动作应轻柔,以免冲散界面。
2. 温度直接影响到 Ficoll 的比重和分离效果。
3. 吸取单个核细胞层时,应避免吸出过多的上清液或分层液而导致污染。

五、复习思考题

1. 为什么温度会影响白细胞的分离效果?
2. 试述免疫细胞的分离介质选择依据。

实验四　细胞培养技术

一、实验目的

1. 掌握培养细胞的获取。
2. 掌握细胞的计数、分数，营养液的配置，酸碱度的调节。
3. 熟悉细胞培养方法和无菌技术。
4. 了解原代培养和传代培养的一般方法与步骤。

二、实验原理

将动物机体的各种组织从机体中取出，经各种酶（常用胰蛋白酶）、螯合剂（常用 EDTA）或机械方法处理，分散成单细胞，置于合适的培养基中培养，使细胞得以生存、生长和繁殖，这一过程称原代培养。因此，较为严格地说是指成功传代之前的培养，此时的细胞保持原有细胞的基本性质，如果是正常细胞，仍然保留二倍体数。但实际上，通常把第一代至第十代以内的培养细胞统称为原代细胞培养。最常用的原代培养有组织块培养和分散细胞培养。

三、实验材料

1. 实验动物　乳鼠、胎鼠。
2. 实验试剂　1640 培养基、牛血清、胰酶 Hank's 液、碘酒。
3. 仪器、耗材　培养箱、培养瓶、青霉素瓶、小玻璃漏斗、平皿、吸管、移液管、纱布、手术器械、血球计数板、离心机、水浴箱。

四、实验步骤

(一)实验材料准备

Hank's 液配方:KH_2PO_4 0.06 g,NaCl 8.0 g,$NaHCO_3$ 0.35 g,KCl 0.4 g,葡萄糖 1.0 g,$Na_2HPO_4 \cdot H_2O$ 0.06 g,加 H_2O 至 1 000 mL。Hank's 液可用高压灭菌。4 ℃下保存。

(二)具体操作

1. 将孕鼠或新生小鼠拉颈椎致死,置 75%酒精泡 2~3 s(时间不能过长、以免酒精从口和肛门浸入体内)再用碘酒消毒腹部,取胎鼠放入超净台内(或将新生小鼠放在超净台内)解剖取肝脏,置于平皿中。

2. 用 Hank's 液洗涤三次,并剔除脂肪、结缔组织、血液等杂物。

3. 用手术剪将肝脏剪成小块(1 mm^2),再用 Hank's 液洗三次,转移至小青霉素瓶中。

4. 视组织块量加入 5~6 倍的 0.25%胰酶液,于 37 ℃中消化 20~40 min,每隔 5 min 振荡一次,或用吸管吹打一次,使细胞分离。

5. 加入 3~5 mL 培养液以终止胰酶消化作用(或加入胰酶抑制剂)。

6. 静置 5~10 min,使未分散的组织块下沉,取悬液加入到离心管中。

7. 1 000 r/min,离心 10 min,弃上清液。

8. 加入 Hank's 液 5 mL,冲散细胞,再离心一次,弃上清液。

9. 加入培养液 1~2 mL(视细胞量),血球计数板计数。

10. 将细胞浓度调整到 5×10^5/mL 左右,转移至 25 mL 细胞培养瓶中,37 ℃下培养。

五、注意事项

1. 自取材开始,保持所有组织细胞处于无菌条件。细胞计数可在有菌环境中进行。

2. 在超净台中,组织细胞、培养液等不能暴露过久,以免溶液蒸发。

3. 凡在超净台外操作的步骤,各器皿需用盖子或橡皮塞,以防止细菌落入。

4. 操作前要洗手,进入超净台后手要用 75%酒精或 0.2%新洁尔灭擦拭。试剂等瓶口也要擦拭。

5. 点燃酒精灯,操作在火焰附近进行,耐热物品要经常在火焰上烧灼,金属器械烧灼时间不能太长,以免退火,并冷却后才能夹取组织,吸取过营养液的用具不能再烧灼,以免烧焦形成碳膜。

6. 操作动作要准确敏捷,但又不能太快,以防空气流动,增加污染机会。

7. 不能用手接触已消毒器皿的工作部分,工作台面上用品要布局合理。

8. 瓶子开口后要尽量保持 45°斜位。

9. 吸溶液的吸管等不能混用。

实验五　细胞的形态观察和计数

一、实验目的

1. 掌握体外培养细胞的两种基本形态特征。
2. 了解体外培养细胞的生长过程及活体染色。

二、实验用品

1. 材料和标本　培养中的 HeLa 细胞（人子宫颈癌上皮细胞）、NH3T3 细胞（小鼠成纤维细胞）、HL-60 细胞（人白血病细胞）。

2. 器材和仪器　倒置显微镜、细胞计数板、普通光学显微镜、乳头吸管。

3. 实验试剂　0.3% 台盼蓝染液、0.25% 胰蛋白酶和 0.02% EDTA 混合消化液。

三、实验内容

（一）培养细胞的形态观察

1. 原理　体外培养的细胞主要有两种状态，一种是能贴附在培养支持物上的细胞，如 HeLa 细胞、NH3T3 等，叫贴壁型细胞，体外培养的细胞大多数都属于这种细胞；另一种细胞并不贴附在容器的壁上，而是悬浮在培养液中生长，如 HL-60 细胞（人白血病细胞），叫作悬浮型细胞，这类细胞主要是血液原性或癌原性的细胞。

2. 操作

（1）将细胞培养瓶从 37 ℃ 二氧化碳培养箱（或温箱）中取出，注意观察细胞培养液的颜色和清澈度，然后，将细胞培养瓶平稳地放在倒置显微镜载物台上，此时应注意不要将瓶翻转，也不要让瓶内的液体接触瓶塞或流出瓶口。

（2）打开倒置显微镜光源，通过双筒目镜将视野调到合适的亮度。

（3）调节载物台的高度进行对焦，在看到细胞层之后，再用细调节器将物像调清楚，注意观察细胞的轮廓、形状和内部结构。在观察时，最经常使用的是 10×物镜。

3. 结果　贴壁细胞一般有两种形状，即上皮细胞形和成纤维细胞形。上皮细胞形细胞呈扁平的不规则多角形，圆形核位于中央，生长时常彼此紧密连接成单层细胞片，如 HeLa 细胞。成纤维细胞形细胞胞体呈梭形或不规则三角形，中央有圆核，胞质向外伸出 2～3 个长短不同的突起，细胞群常借原生质突连接成网。

贴壁细胞在生长状态良好时细胞内颗粒少，看不到有空泡，细胞边缘清楚，培养基内看不到悬浮的细胞和碎片，培养液清澈透明，而当细胞内颗粒较多，透明差，空泡多时，表明生长较差。当瓶内培养基混浊时，应想到被细菌或真菌污染的可能。悬浮细胞边缘清楚，透明发亮时，生长较好；反之，则较差或已死亡。由于培养基内有 pH 指示剂的存在，因此它的颜色往往可以间接地表明细胞的生长状态，呈橙黄色时，细胞一般生长状态较好；呈淡黄色时，则可能是培养时间过长，营养不足，死亡细胞过多；如呈紫红色，则可能是细胞生长状态不好或已死亡。实际上，一种细胞在培养中的形态并不是永恒不变的，它随营养液的 pH、生长周期而改变，且在比较稳定的条件下形态基本是一致的。在贴壁细胞培养中，一般认为镜下折光率高，圆而发亮的是分裂期细胞，肿瘤细胞有重叠生长的特征。

（二）培养细胞的计数及活细胞的鉴定

1. 原理　在细胞生物学的实验中，往往要进行活细胞的鉴定和细胞的计数、细胞密度的调整，这是进行实验必不可少的一种基本技能。

2. 操作

（1）将培养瓶中的培养液倒入干净试管中，向培养瓶中加入 0.25% 胰蛋白酶与 0.02% EDTA 的混合消化液 1.0 mL，静置 3～5 min，待见到细胞变圆，彼此不连接为止。

（2）将试管中的培养液倒回培养瓶中，并轻轻地进行吹打，制成细胞悬液。

（3）取细胞悬液 0.5 mL，加入 0.3% 台盼蓝染液 0.5 mL，混合后染色 3～5 min。

（4）滴加少许已染色的细胞悬液于放有盖玻片的细胞计数板的斜面上，使液体自然充满计数板小室。注意不要使小室内有气泡产生，否则要重新滴加。

（5）在普通光镜 10×物镜下计数 4 个大格内的细胞数，压线者数上不数下，数左不数右。

3. 结果　按下式进行细胞浓度的计数：

4 大格中细胞总数 $\times 10^4 \div 4 \times$ 稀释倍数 = 细胞/mL 悬液

（4 大格中细胞总数 − 染色细胞 $\times 10^4$）$\times$ 稀释倍数 = 活细胞/mL 悬液

实验六　X 染色质标本的制作与观察

一、实验目的

1. 熟悉 X 染色质的制备方法。
2. 掌握 X、Y 染色质的概念。

二、实验用品

1. 实验器材　牙签、玻片、染色缸、玻片、擦镜纸、显微镜。
2. 实验试剂　HCl、硫堇、乙醇、香柏油。

三、实验内容

(一) 原理

在间期,女性体细胞中 2 条 X 染色体中的 1 条异染色质化,用硫堇染色法可使其着色,本方法的优点是只有细胞核清晰着色,细胞质不着色,因此,细胞核背景清晰,利于对位于核膜边缘的 X 染色质进行辨认。

(二) 步骤

1. 取材
(1) 先让受检者用水漱洗口腔数次,以尽量除去口腔内的细菌或其他杂物。
(2) 操作者一手拉住受检者的下唇,一手用牙签钝头部或木质(或金属)压舌板刮取其颊部或黏膜部,弃去第一次刮到的细胞。
(3) 在同一部位连续刮取数次,将刮取物厚厚地铺展在载玻片上,编上号码。
2. 标本的制作
(1) 等涂片干燥,放入 95% 酒精固定至少 30 min。
(2) 蒸馏水中冲洗几次。

（3）用 5 mol/L HCl 水解 10～20 min。

（4）用自来水洗数次。

（5）放入蒸馏水中冲洗数次，以充分去除 HCl，以免影响染色液的 pH。

（6）用硫堇染色 15～30 min。

（7）放入蒸馏水中稍微冲洗一下。

（8）用 70%酒精分色 1 s，显微镜观察分色效果。

（9）放入 95%酒精中 1 min，晾干。

3．X 染色质观察

（1）先在低倍镜下找到细胞较集中而又均匀分散的细胞群。

（2）油镜下 X 染色质是位于核膜内侧缘轮廓清楚的浓染小体，其直径为 1～ 1.5 μm。一般呈平凸形、圆形、扁平形或三角形(图 89)。

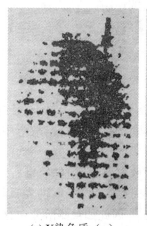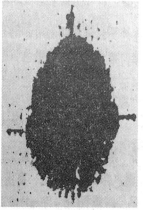

(a) X染色质（+）　　　　(b) X染色质（+++）

图 89　X 染色质的形状

实验七　紫外分光光度计的使用及血清蛋白质浓度的测定

一、实验目的

1. 熟悉紫外分光光度计、离心机仪器的使用。
2. 了解紫外吸收法测蛋白质浓度的原理。

二、实验原理

蛋白质组成中常含有酪氨酸和色氨酸等芳香族氨基酸,在紫外光 280 nm 波长处有最大吸收峰,一定浓度范围内其浓度与吸光度成正比,故可用紫外分光光度计通过比色来测定蛋白质的含量。

由于核酸在 280 nm 波长处也有光吸收,对蛋白质的测定有一定的干扰作用,但核酸的最大吸收峰在 260 nm 处。如同时测定 260 nm 的光吸收,通过经典公式计算消除核酸类物质对蛋白质测定的影响。因此如被测溶液中存在核酸类物质时必须同时测定 280 nm 及 260 nm 的吸光值,方可准确测得溶液中的蛋白质的浓度。

三、实验材料

1. 实验动物　家兔或大鼠。
2. 实验器材　紫外分光光度计、电子天平、离心机、试管 7 个、移液管、摇匀器、洗瓶。
3. 血清蛋白　标准酪蛋白:称取标准酪蛋白配成浓度为 1 mg/mL 的溶液;样品血清:家兔心脏取血,离心机以 3 000 r/min,离心 5 min,取上清液稀释 100 倍,待测;蒸馏水。

四、实验步骤

1. 间接测定法

(1) 在紫外分光光度计上,将样品血清溶液小心盛于石英比色皿中,以水为对照,测得 280 nm 和 260 nm 两种波长的吸光度($A_{280 nm}$ 及 $A_{260 nm}$)。

(2) 当 $A_{280 nm}/A_{260 nm} < 1.5$ 时,将 280 nm 及 260 nm 波长处测得的吸光度按下列公式计算蛋白质浓度:$C = 1.45A_{280 nm} - 0.74A_{260 nm}$,式中 C 为蛋白质质量浓度(mg/mL)。

(3) 当 $A_{280 nm}/A_{260 nm} > 1.5$ 时,将 280 nm 及 260 nm 波长处测得的吸光度按下列公式计算蛋白质浓度:血清蛋白质量浓度(mg/mL)$= (A_{280 nm}/6.3) \times 10$。

2. 标准曲线法 取 7 支试管,按表 4 加入试剂。

表 4 蛋白测定加样表(mL)

试管编号	1	2	3	4	5	6	7
水	5.0	4.0	3.0	2.0	1.0	0.0	2.5
标准酪蛋白	0.0	1.0	2.0	3.0	4.0	5.0	0.0
血清	0.0	0.0	0.0	0.0	0.0	0.0	2.5

加毕,混匀,用紫外分光光度计测 $A_{280 nm}$,以吸光度为纵坐标,蛋白质浓度为横坐标,对 1~6 号试管数据制作标准曲线。接着测量 7 号样品管的 $A_{280 nm}$,对照标准曲线即可求得蛋白质浓度。

五、复习思考题

1. 紫外分光光度法测定蛋白质含量的方法的优缺点各是什么?
2. 比较直接测定法与标准曲线法的优缺点。

实验八　MTT 法测量细胞生长曲线

一、实验目的

1. 掌握酶标仪的使用方法。
2. 了解 MTT 法测量细胞生长曲线的原理。

二、实验原理

MTT 的全称为 3-(4,5-dimethyl-2-thiazolyl)-2,5-diphenyl tetrazoliumbromide，中文化学名为 3-(4,5-二甲基-2-噻唑)-2,5-二苯基溴化四氮唑噻唑蓝，商品名为噻唑蓝，是一种黄色的染料。MTT 比色法，是一种检测细胞存活和生长的方法。其检测原理为活细胞线粒体中的琥珀酸脱氢酶能使外源性 MTT 还原为水不溶性的蓝紫色结晶甲瓒(Formazan)并沉积在细胞中，而死细胞则无此功能。二甲基亚砜(DMSO)能溶解细胞中的甲瓒，用酶标仪在 490 nm 波长处测定其光吸收值，可间接反映活细胞数量。在一定细胞数范围内，MTT 结晶形成的量与细胞数成正比。该方法已广泛用于一些生物活性因子的活性检测、大规模的抗肿瘤药物筛选、细胞毒性试验以及肿瘤放射敏感性测定等。它的特点是灵敏度高且经济。

三、实验材料

1. 实验试剂　MTT 溶液(通常 MTT 配成的终浓度为 5mg/mL，须用 PBS 或生理盐水作溶剂)、磷酸盐缓冲液(PBS)、二甲基亚砜、含 10% 胎牛血清的细胞培养液。

2. 实验器材　酶标仪、超净工作台、微量移液器、离心管、一次性塑料细胞培养、countstar 细胞计数仪。

四、实验步骤

1. 细胞密度在长到 80%～90% 时，消化离心收集，之后将上清去掉，加入 3 mL 培养基使其混匀。

2. 细胞计数后，按一定的倍数稀释细胞悬液，调整细胞浓度至 $1×10^4$ 个/mL，用移液器吸取约 200 μL 稀释后的细胞悬液，加入 96 孔板，每板接种 5 孔，并在边缘孔用无菌 PBS 填充，共接种 5 块 96 孔板。并设置一对照孔，只加培养基。

3. 放入孵箱常规培养。

4. 第 2 天选择某一固定时间取出一块 96 孔板，每孔加入 MTT 溶液 20 μL。

5. 37 ℃ 孵育 4 h 后，小心吸弃孔内上清，每孔加入 150 μL DMSO，振荡 10 min，使结晶充分溶解。

6. 在酶标仪上选择 490 nm 波长测定吸光度值，计算 5 孔的平均值。

7. 以后每隔 24 h 取出一块 96 孔板重复 4～6 的操作。

利用作图软件（如 Excel 等），以时间为横轴、吸光度值为纵轴绘制生长曲线。

五、结果判读

实验所得的曲线应当是一条类似"S"形的曲线。前 1～3 天内细胞处于潜伏期，随后进入对数生长期，最后的几天进入平台期。因为在相同体积内细胞数与吸光度值成正比，所以在对数生长期，曲线的斜率越大说明细胞的群体倍增时间越短。

六、注意事项

1. 接种细胞时选择合适的细胞浓度，避免第 6 天细胞过满，这样，才能保证 MTT 结晶形成数量与细胞数量呈良好的线性关系。

2. 残存的血清可能影响实验结果，因此吸弃培养上清时应尽量将残存的培养液吸干净。

3. 必须设置空白对照，而且对照孔除了不加细胞外，其余操作与实验孔完全相同。比色时，将对照孔调零。

4. MTT 有致癌性，使用的时候要小心，并佩戴手套。

七、复习思考题

MTT法测细胞生长曲线的优缺点各有哪些?

实验九　SDS－聚丙烯酰胺凝胶电泳法测定蛋白质的相对分子量

一、实验目的

1. 掌握垂直板电泳的操作方法。
2. 熟悉 SDS－聚丙烯酰胺凝胶电泳的原理。
3. 了解用这种方法测定蛋白质的相对分子量。

二、实验原理

　　SDS－聚丙烯酰胺凝胶电泳（SDS-PAGE）是最常用的定性的分子蛋白质的电泳方法，特别是用于蛋白质纯度检测和分子量测定。蛋白质各组分的电泳迁移率主要与其所带净电荷和分子量以及形状有关。当电泳体系中含有一定浓度的十二烷基硫酸钠（SDS）时，测得电泳迁移率的大小只取决于蛋白质的分子量。从而可直接由电泳迁移率推算出蛋白质的分子量。

　　SDS-PAGE 是在要进行电泳分析的样品中加入含阴离子表面活性剂十二烷基硫酸钠（SDS）和 β－巯基乙醇的样品处理液，SDS 可以断开分子内和分子间的氢键，破坏蛋白质分子的二、三级结构；β－巯基乙醇可以断开半胱氨酸残基的二硫键，破坏蛋白质的四级结构。当 SDS 的总量为蛋白质的 3～10 倍且 SDS 单位浓度大于 1 mol/L 时，这两者的结合是定量的，大约每克蛋白质可结合 1.4 g SDS。蛋白质分子一经结合一定量的 SDS 阴离子，所带负电荷的量就远远超过了它原有电荷量，从而消除了不同种类蛋白之间电荷符号的差异。且由于分子量越大的蛋白质结合的 SDS 越多，这就使各蛋白质-SDS 复合物的电荷密度趋于一致。同时，不同蛋白质的 SDS 复合物形状也相似，均是长椭圆形。因此，在电泳过程中，迁移率仅取决于蛋白质-SDS 复合物的大小，也可以说是取决于蛋白质分子量的大小，而与蛋白质原来所带电荷无关。据经验得知，当蛋白质的分子量在 17 000～165 000 时，蛋白质-SDS 复合物的电泳迁移率与蛋白质分子量的对数呈线性关系：

$$\lg MW = \lg K - bM$$

上式中，MW 为蛋白质的分子量，M 为相对迁移率，K 为常数，b 为斜率。将已知分子量的标准蛋白质在 SDS-聚丙烯酰胺凝胶中的电泳迁移率对分子量的对数作图，即可得到一条标准曲线。只要测得未知分子量的蛋白质在相同条件下的电泳迁移率，就能根据标准曲线求得其分子量。

SDS-PAGE 缓冲系统有连续系统和不连续系统。不连续 SDS-PAGE 缓冲系统有较好的浓缩效应，近年趋向用不连续 SDS-PAGE 缓冲系统。按所制成的凝胶形状又有垂直板型电泳和垂直柱型电泳。本实验采用 SDS-不连续系统垂直板型凝胶电泳测定蛋白质的相对分子量。

样品处理液中通常加入溴酚蓝染料，用于控制电泳过程。此外，样品处理液中还可加入适量蔗糖或甘油以增大溶液密度，便于加样时样品溶液沉入样品凹槽底部。

三、实验材料

1. 实验材料　细胞色素 C、胰凝乳蛋白酶。

2. 实验器材　电泳仪、垂直板电泳槽、50 μL 或 100 μL 的微量注射器、50 mL 小烧杯。

3. 实验试剂　丙烯酰胺、甲叉双丙烯酰胺、Tris、1 mol/L HCL、甘氨酸、10% SDS、10%过硫酸铵溶液（AP）、0.25%考马斯亮蓝 R-250、50%甲醇、30%甲醇、7%乙酸、甘油、β-巯基乙醇、溴酚蓝、TEMED（四甲基乙二胺）。

四、实验步骤

1. 安装垂直板型电泳装置。

2. 试剂配制

(1) 30%丙烯酰胺溶液、1.5 mol/L Tris-HCl 分离胶缓冲液（pH 8.8）、1 mol/L Tris-HCl 浓缩胶缓冲液（pH 6.8）、电泳缓冲液（pH 8.3）、催化剂、染色液、脱色液、样品缓冲液等。

(2) 10%SDS：电泳级 SDS 10.0 g 加 ddH$_2$O，68 ℃助溶，浓盐酸调至 pH 7.2，定容至 100 mL。

(3) 5×SDS 电泳上样缓冲液：1 mol/L Tris-HCl（pH 6.8）1.25 mL，0.5 g SDS，25 mg 溴酚蓝，2.5 mL 甘油，置于 10 mL 塑料离心管中，加 ddH$_2$O 溶解后，定容至 5 mL，小份（0.5 mL/份）分装，室温保存。使用前每小份中加入 25 μL β-

巯基乙醇。

3. 分离胶的制备　根据所测蛋白质的相对分子质量范围,选择某一合适的分离胶浓度。按表5所列的试剂用量配置。

表5　不同浓度分离胶的配制

试　剂	胶浓度		
	7.5%	10%	15%
$H_2O(mL)$	4.90	4.10	2.40
30%丙烯酰胺(mL)	2.50	3.30	5.00
分离胶缓冲液(pH 8.8)(mL)	2.50	2.50	2.50
10%SDS(mL)	0.10	0.10	0.10
TEMED(mL)	0.02	0.02	0.02
10%过硫酸钠(mL)	0.02	0.02	0.02
总体积(mL)	10	10	10

将分离胶混匀后立即灌注于玻板间隙中,上层小心覆盖一层正丁醇。将胶板垂直放于室温下,待分离胶聚合完全后,倒去正丁醇并用滤纸吸干。

4. 浓缩胶的制备　按表6配置浓缩胶,将浓缩胶混匀后直接灌注在已聚合的分离胶上,立即插入梳子,将凝胶垂直放于室温下聚合。

表6　不同浓度浓缩胶的配制

试　剂	胶浓度		
	3%	4%	6%
$H_2O(mL)$	3.2	3.05	2.7
30%丙烯酰胺(mL)	0.5	0.65	1.0
浓缩胶缓冲液(pH 6.8)(mL)	1.25	1.25	1.25
10%SDS(mL)	0.05	0.05	0.05
TEMED(mL)	0.05	0.05	0.05
10%过硫酸钠(mL)	0.05	0.05	0.05
总体积(mL)	5	5	5

5. 样品预处理　取样品液与等体积样品缓冲液混合,100 ℃加热1~2 min。

6. 胶板固定及添加缓冲液　待浓缩胶聚合完全凝固后,小心移出梳子,然后将胶板固定于电泳装置上,上下槽各加入SDS电泳上样缓冲液。

7. 加样　用微量进样器加样。每个样品孔加入 20 μL 样品。

8. 电泳　在 100～150 V 的电压下电泳，直至溴酚蓝达到胶底部，关闭电源。

9. 染色　从电泳装置下卸下玻板，小心撬开玻璃板取出凝胶，放入染色液中染色 2 h 以上。

10. 脱色　移出凝胶放入脱色液中脱色至本底无色为止。

11. 相对迁移率的计算　用直尺分别量出样品区带中心及染料与凝胶顶端的距离，按下式计算：

$$相对迁移率(M_r) = 样品迁移的距离(cm)/染料迁移距离(cm)$$

五、注意事项

1. Acr 和 Bis 都是神经性毒剂，对皮肤有刺激作用，但在形成凝胶后则无毒，操作时应尽量避免接触皮肤，并注意洗手。

2. 蛋白加样量要合适。加样量太少，条带不清晰；加样量太多，则泳道超载，条带过宽而重叠，甚至覆盖至邻泳道。

3. 过硫酸铵的主要作用是提供自由基引发丙烯酰胺和双丙烯酰胺的聚合反应，故一定要新鲜，贮存过久的过硫酸铵商品不能使用。此外，10%过硫酸铵必须现用现配，4 ℃冰箱贮存不超过 48 h。

4. 灌制凝胶时，应避免产生气泡，因为气泡会影响电泳分离效果。

5. 染色时，小心撬开玻璃板取出凝胶，放入染色液中染色要 2 h 以上。

6. 脱色时，移出凝胶放入脱色液中脱色要使本底无色时为止。

六、思考与练习

1. 在不连续体系 SDS-PAGE 中，当分离胶加完后，需在其上加一层水，这是为什么？

2. 实验所需 SDS 的作用是什么？

3. 在不连续体系 SDS-PAGE 中，分离胶与浓缩胶中均含有 TEMED 和 AP，试述其作用。

实验十　聚合酶链反应体外扩增 DNA(PCR)

一、实验目的

了解 PCR 技术的原理。

二、实验原理

PCR 主要由三步反应构成:① DNA 双链模板高温变性;② 引物与模板退火互补配对;③ 引物沿模板延伸。三步反应组成一个循环重复进行,使目的 DNA 得以迅速扩增。本实验以 pUC19 质粒为模板,经过 PCR 扩增后可得到 323 bp 大小的片段。

三、实验材料

1. 实验试剂　DNA 模板 pUC19、引物、10× PCR Buffer(含 Mg^{2+})、100 mmol/L dNTPmix(含 dATP、dCTP、dGTP、dTTP 各 2.5 mmol/L),Taq DNA 聚合酶、DL2000 Marker、琼脂糖、EB。

2. 实验仪器　PCR 仪 ABI 1500 型、0.2 mL EP 管若干、微量移液器、电泳相关设备、成像仪。

四、实验步骤

1. 按照下列次序将实验各组分加入一次性的无菌 0.2 mL EP 管中:

10× PCR Buffer(含 Mg^{2+})	5 μL
dNTPmix	4 μL
F-Primer(20 μM)	1 μL

R-Primer(20 μM)	1 μL
Taq DNA 聚合酶	0.5 μL
DNA 模板	1 μL
ddH$_2$O	加至 50 μL

加好后混匀,并做好标记。

2. 调整好反应程序。将 EP 管放入 PCR 仪中,执行扩增。95 ℃预变性 5 min,之后进入循环扩增阶段:94 ℃变性 30 s,52 ℃退火 30 s,72 ℃延伸 30 s,循环 30 次,最后在 72 ℃保温 10 min 后,迅速冷却至 4 ℃。

3. 反应结束后,取 5 μL 做 DNA 琼脂糖凝胶电泳实验,确定目的产物是否为单一成分。

五、注意事项

1. PCR 反应应该在一个没有 DNA 污染的干净环境中进行,有条件的话最好建立一个专用的 PCR 实验室。

2. 提取出来的 DNA 模板需要做纯化,除去蛋白质。

3. 引物碱基序列设计要合理,避免引起错配,形成引物二聚体等非特异性产物。

4. 退火温度应该比 Tm 值低 4~5 ℃。

六、复习思考题

比较 PCR 和荧光定量 PCR 技术的异同点。

实验十一　大、小鼠的捉持、固定、给药及解剖方法

一、实验目的

1. 掌握大小鼠的捉持固定、给药及麻醉方法。
2. 掌握解剖大、小鼠的基本技能。

二、实验材料

解剖台、绳子、镊子、灌胃针头、1 mL 注射器、5 mL 注射器、手术剪。

三、实验方法

1. 捉持

小鼠捉持：① 双手法：右手提起鼠尾，放在粗糙物（如鼠笼）上面，轻轻向后拉其尾，此时小鼠前肢抓住粗糙面不动；用左手拇指和食指捏住其双耳及头部皮肤，无名指、小指和掌心夹其背部皮肤及尾部，便可将小鼠完全固定。腾出右手，可以给药。② 单手法：首先用拇指和食指抓住小鼠尾巴，用小指、无名指和手掌压住尾根部，其次用腾出的拇指、食指及中指抓住鼠双耳及头部皮肤而固定。

大鼠捉持：大鼠捉持时应戴防护手套。先用右手抓住其尾巴，将其放在粗糙物上面；左手拇指和食指捏住颈及前颈部，其余三指握住整个身体。用力适当，过松大鼠容易挣脱而被其咬伤，但用力过大会使其窒息死亡。

2. 灌胃

小鼠灌胃：固定后，腹部朝上，颈部拉直，右手用带灌胃针头的注射器吸取药液（或事先将药液吸好），将针头从口角插入口腔，再从舌背进沿上腭进入食道。若遇阻力，应退出后再插，切不可用力过猛，防止损伤或药液误入气管而导致动物死亡。

大鼠灌胃：方法同小鼠。

3. 腹腔注射

小鼠腹腔注射:左手捉持小鼠,腹部向上,右手将注射器针头刺入皮肤,其部位是距离下腹部腹白线稍向左或右的位置。可先刺入皮下 2～3 mm,接着使注射器针头与皮肤呈 45°角刺入腹肌,继续向前刺入,通过腹肌进入腹腔后抵抗消失(应避开膀胱),这时即可轻轻注入药液。

大鼠腹腔注射:方法同小鼠。

4. 皮下注射

小鼠皮下注射:两人合作,一人左手抓住小鼠头部皮肤,右手拉住鼠尾;另一人左手提高背部皮肤,右手持住注射器,将针头刺入提起的皮下。若一人操作,左手小指和手掌夹住鼠尾,拇指和食指提起背部皮肤,右手持注射器给药。

大鼠皮下注射:按大鼠的捉持法握住大鼠,于背部或大腿拉起皮肤,将注射针刺入皮下,注入药液。

5. 尾静脉注射

小鼠尾静脉注射:将小鼠置于固定筒内,使鼠尾外露,并用酒精或二甲苯棉球涂擦,或插入 40～50 ℃温水中浸泡片刻,使尾部血管扩张。左手拉尾,选择扩张最明显的血管;右手持注射器(4～5 号针头),将针头刺入血管,缓慢给药。如推注有阻力而且局部变白,说明针头不在血管内,应重新插入。穿刺时宜从近尾尖部 1/3 处静脉开始,以便重复向上移位注射。注射完毕后用棉球按压止血。

大鼠尾静脉注射:方法同小鼠。

6. 肌内注射

小鼠肌内注射:两人合作,一人抓鼠方法同皮下注射,另一人左手拉直一侧后肢,右手持注射器,注射部位为后腿上部外侧(针头号同上)。如一人操作,抓鼠方法类似腹腔注射,只是药液注射在肌肉内。

大鼠肌内注射:方法同小鼠。

7. 麻醉

(1) 腹腔注射麻醉   3.5%的水合氯醛腹腔注射麻醉,麻醉容积分别是大鼠 1 mL/100 g 体重、小鼠 0.1 mL/10 g 体重。

(2) 吸入麻醉   将大小鼠放入充满乙醚的玻璃封闭箱中,待意识模糊后拿出用于实验。

8. 解剖   小鼠解剖如下:

(1) 处死小鼠   将小鼠采用颈椎脱臼法处死后,置台秤上称重。

(2) 皮肤消毒   用酒精棉球将小鼠腹部的皮肤消毒。

(3) 打开腹腔、胸腔   用手术剪将小鼠的腹部和胸部的皮肤剪开,然后用手术剪将腹腔和胸腔剪开,仔细观察小鼠腹腔和胸腔的各内脏器官。

（4）计算脏器系数 用眼科剪小心分离肝脏和卵巢，分别用生理盐水洗净，用滤纸将水吸干后置台秤上称重。分别计算肝脏和卵巢的脏器系数（器官重量／小鼠体重）。

大鼠解剖同小鼠。

四、注意事项

1. 大、小鼠灌胃时动作宜轻柔，防止损伤食管，如遇阻力应抽出灌胃针头重新插入，不可强行推入，以免药液误注气管。

2. 进行腹腔注射时，不能插入过深，以免刺破内脏。

五、思考题

1. 大、小鼠灌胃过程中应注意什么？

2. 大、小鼠常见的给药途径有哪几种？

实验十二 家兔的捉持、固定、给药及解剖方法

一、实验目的

1. 掌握家兔的捉持固定、给药及麻醉方法。
2. 学习家兔的一般解剖方法,观察家兔的内部构造。

二、实验材料

压舌板、手术剪刀、镊子、导尿管、兔笼、解剖器材、兔解剖台、20 mL 注射器、针头、烧杯、吸水纸、干棉球。

三、实验方法

1. 家兔的捉持　用右手抓住其背部皮肤并稍微提起,左手托起其臀部,使家兔呈坐位姿势捕捉。也可以用左手托住家兔腹部,右手提起颈背部皮肤,使其呈俯卧位。

2. 家兔耳缘静脉给药　一人操作时,将兔放入固定箱或试验台上,选好耳缘静脉(在耳背的下缘),去除局部的毛,用酒精棉球涂擦,并用食指轻弹耳壳,使血管扩张。用左手的食指和中指夹住耳根部,拇指和无名指夹住耳尖部并拉直;右手将抽好药液的注射器针头(6～7 号针头)刺入血管,用拇指和食指使针头和兔耳固定,将药液推入。如针头在血管内,推注轻松,并可见血液被药液冲走;如不在血管内,则推注有阻力,耳局部变白或肿胀,应立即拔出重新注射。注射完毕,则用手指或棉球压在针眼上,再拔出针头,并继续按压片刻,防止出血。如两人操作,一人夹住兔子,右手暴露血管,压住耳根部使血管充盈,另一人注射给药。

3. 家兔灌胃　两人合作,一人坐下,两腿夹住兔身,左手固定兔耳,右手抓住前肢,另一人将开口器从嘴角插入口腔,压在舌上,并向后翻转几下,使兔舌伸直。

取 8 号导尿管由开口器中部的小孔插入食道约 15 cm。如插入气管，兔子则剧烈
挣扎、呼吸困难。也可将导尿管外端浸入水中，不见气泡则表示插在胃中。插好
后，把注射器接在导尿管上，将药液推入。再注入少量空气，使导尿管中所有药液
进入胃内。灌完药液后，先慢慢抽出导尿管，再取出开口器。一般用药量为 5～20
mL/kg 体重。

4. 家兔的固定（台式固定法）　做血压测量、呼吸等实验和手术时，需将兔固
定在兔台上。四肢用棉绳活结绑住，拉直四肢，将绳绑在兔台四周的固定木块上，
头以固定夹固定或用一根粗棉绳挑过兔门齿绑在兔台铁柱上。

5. 家兔的麻醉

（1）腹腔注射麻醉　抽取 1% 戊巴比妥钠溶液，腹腔注射麻醉，麻醉剂量是
40 mg/kg 体重。

（2）耳缘静脉注射麻醉　抽取 1% 戊巴比妥钠溶液，麻醉剂量是 30 mg/kg 体
重。将家兔固定，去除兔耳缘毛，暴露耳缘静脉后在耳缘静脉远心端进针，缓慢推
入药液，当推入 2/3 剂量的药液时，减慢推进速度，当观察到角膜反射消失时，停止
注射。

6. 家兔的处死（耳缘静脉注射空气法）　取 20 mL 注射器，装好针头，抽入空
气待用。取活兔，将其一侧耳外侧毛擦湿，手指揉兔耳缘，使静脉血管暴露。用左
手食指和中指夹住耳缘静脉近心端，右手持注射器，针头以向心方向，沿耳缘静脉
平行刺入，针头进入静脉后，左手手指将针头稳定于静脉内，右手推进针栓，徐徐注
入空气。空气注射 1～2 min 后，兔经短暂挣扎后，瞳孔放大，全身松弛而死。

7. 家兔的解剖

（1）用棉花蘸清水润湿腹中线的毛，用剪毛剪沿腹中线剪去泄殖孔前至颈部
的毛。剪下的毛浸入废物杯中的水里，以免满室飘散。

（2）左手持镊提起皮肤，右手持手术剪沿腹中线自泄殖孔前至下颌底将皮肤
剪开，再从颈部向左右横剪至耳郭基部，沿四肢内侧中央剪至腕和踝部。

（3）剥离皮肤。左手持镊夹起剪开皮肤的边缘，右手持手术刀，刀刃侧向皮肤
划开皮肤和肌肉间的结缔组织，将皮肤剥离肌肉。

（4）剪开腹壁和胸壁。左手持镊提起腹部肌肉，右手持手术剪沿腹中线自泄
殖孔前至横膈剪开腹壁。观察腹腔内脏的自然位置。再沿胸骨两侧各 1.5 cm 处
用骨钳剪断肋骨至第 2 肋骨，并用手术剪剪开肋间肌。左手用镊子轻轻提起胸骨，
右手用另一镊子仔细分离胸骨内侧的结缔组织，再剪去胸骨体。然后左手用镊子
提起胸骨柄，右手持剪剪断第 1 对肋骨的胸肋段。用剪刀（或镊子）剪开（或撕开）
兔颈部肌肉和结缔组织至下颌。暴露并原位观察兔颈部及胸、腹腔内各内脏器官
的自然位置。

四、注意事项

1. 捉持家兔时,不得单手倒提兔臀部、单手提兔背或提兔耳,否则会分别伤及两肾、造成皮下出血及损伤两耳。

2. 剪开胸、腹壁时,剪刀尖应向上翘,以免损伤内脏器官和血管。

3. 分离胸骨内侧结缔组织至胸骨柄,及剪断第 1 对肋骨的胸肋段时,须特别细心,以免损伤由心底部发出的大动脉。

五、复习思考题

1. 家兔捉拿时应注意哪些事项?

2. 怎样确定已将药物灌进家兔胃里?

实验十三　大、小鼠和家兔的麻醉及采血方法

一、实验目的

1. 掌握大鼠、小鼠和家兔常用的麻醉方法及注意事项。
2. 掌握大鼠、小鼠和家兔常用的采血方法。

二、实验材料

手术剪、玻璃取血管、1 mL、10 mL 注射器、水合氯醛、戊巴比妥钠。

三、实验方法

1. 大、小鼠麻醉

（1）腹腔注射麻醉　　3.5%的水合氯醛腹腔注射麻醉,麻醉容积分别是 1 mL/100 g 体重、0.1 mL/10 g 体重。

（2）吸入麻醉　　将大、小鼠放入充满乙醚的玻璃封闭箱中,待意识模糊后拿出用于实验。

2. 家兔麻醉

（1）腹腔注射麻醉　　抽取 1%戊巴比妥钠溶液,腹腔注射麻醉,麻醉剂量是 40 mg/kg 体重。

（2）耳缘静脉注射麻醉　　抽取 1%戊巴比妥钠溶液,麻醉剂量是 30 mg/kg 体重。将家兔固定,去除兔耳缘毛,暴露耳缘静脉后在耳缘静脉远心端进针,缓慢推入药液,当推入 2/3 剂量的药液时,减慢推进速度,当观察到角膜反射消失时,停止注射。

3. 大鼠、小鼠采血方法

（1）摘眼球采血　　左手抓取和固定鼠,右手持眼科镊子在眼球根部把眼球摘

去,将鼠头朝下,眼眶内很快流出血来,用容器接下血液。

(2) 尾静脉切割采血　将鼠装入固定盒内,露出鼠尾。用二甲苯涂擦或温水(50 ℃)浸泡,使尾静脉充盈。用锋利刀片切断一根尾静脉,血液即由伤口流出,用容器接住,完成后用棉球压迫止血。

(3) 眼眶后静脉丛穿刺采血　采血时,左手拇指及食指抓住鼠两耳之间的皮肤使鼠固定,并轻轻压迫颈部两侧,阻碍静脉回流,使眼球充分外突,提示眼眶后静脉丛充血。右手持取血管,将其尖端插入内眼角与眼球之间,轻轻向眼底方向刺入,当感到有阻力时即停止刺入,旋转取血管以使其开静脉丛,血液即流入取血管中。采血结束后,拔出取血管,放松左手,出血即停止。

(4) 腋窝动、静脉采血法　大、小鼠用乙醚麻醉后,置解剖台固定。右前肢腋窝皮肤经消毒后,用镊子将皮肤挟起,剪子将皮肤沿体轴纵形剪开,形成一个大的皮下口袋。在确认腋窝血管走行后用剪子将血管剪断,血液即储留在皮下口袋内。用吸管吸取所需血量,移入试管内。

(5) 大鼠心脏采血法　水合氯醛麻醉后将鼠固定在解剖板上,或由助手抓取鼠,左手固定头部和两前肢,右手固定两后肢和尾部,使胸部突出。实验者用酒精消毒皮肤,在左侧第3～4肋间用左手食指触摸心脏搏动。右手持1 mL注射器,选择心搏最强处穿刺。当针头刺入心脏内时,血液回流进注射器,即可进行采血。

(6) 小鼠颌下静脉采血法　固定小鼠后,将采血注射针头刺入颌下静脉丛血管取血。单人操作,约1 min内可完成小鼠颌下静脉丛采血,采血量可达到0.3～0.5 mL。

(7) 腹主动脉采血　动物深麻醉后仰卧位固定,打开腹腔,将肠管向左或向右推向一侧,然后用手指轻轻分开脊柱前的脂肪,暴露出腹主动脉。在腹主动脉远心端打一结,再用阻断器(或拉线)阻断腹主动脉近心端,然后在其间平行刺入,并松开近心端的阻断,立即采血。

(8) 小鼠断头采血　左手抓取和固定小鼠,用拇指和食指尽量将头颈部皮肤捏紧。右手用剪子剪断一侧或两侧颈动静脉,或干脆把鼠头剪掉,对准盛血容器,血液即从颈部涌出,滴入容器内。大鼠采血时,一人来抓取和固定,另一人用剪刀剪。

4. 兔采血方法

(1) 耳缘静脉采血　将兔耳缘毛拔除,暴露耳缘静脉后,用针头刺破耳缘静脉,血液即从伤口流出,采血后用棉球压迫止血。

(2) 耳中央动脉采血　将兔置固定盒内固定好,左手固定兔耳,右手持连有7号针头的注射器,在耳中央的中央动脉末端,沿动脉平行向心方向刺入动脉,即可见动脉血进入注射器。采血后注意止血。一次采血量约15 mL。

（3）心脏采血　戊巴比妥钠麻醉后将兔固定在解剖板上。助手抓取兔,左手固定头部和两前肢,右手固定两后肢和尾部,使胸部突出。实验者用酒精消毒皮肤,在左侧第3~4肋间用左手食指触摸心脏搏动。右手持10 mL注射器,选择心搏最强处穿刺。当针头刺入心脏内时,血液回流进注射器,即可进行采血。

四、注意事项

1. 在实验中,应根据动物选择合适的麻醉方法,不可胡乱使用。动物麻醉前宜禁食,一般为8~12 h。

2. 配制的药物浓度适中,便于计算给药。配制的药液浓度不可过高,以免麻醉过急;但也不能过低,以减少注入溶液的体积。

3. 掌握麻醉剂的用量。除参照一般标准外,还应考虑个体对药物的耐受性不同,而且体重与所需剂量的关系也并不是绝对成正比的。一般来说,衰弱和过胖的动物,其单位体重所需剂量较小,在使用麻醉剂的过程中,随时检查动物的反应情况,尤其是采用静脉注射,绝不可将按体重计算出的用量匆忙进行注射。

4. 麻醉期间体温容易下降,要采取保温措施。

5. 注意控制静脉注射速度,静脉注射2/3剂量后,必须缓慢推注,同时观察肌肉紧张性、睫毛反射和皮肤针刺的反应。当这些活动明显减弱或消失时,立即停止注射。做慢性实验时,在寒冷的冬季,麻醉剂在注射前应加热至动物体温水平。

6. 严格控制麻醉深度。麻醉深度必须适宜,因为麻醉过深或过浅都会使实验结果产生前后不一致的变化,给实验结果带来难以分析的误差。

五、复习思考题

1. 在麻醉过程中需要注意什么?

2. 大鼠常用的采血方法有哪几种?

实验十四 犬的常用操作技术

一、实验目的

1. 掌握犬的保定方法。
2. 初步掌握犬的主要静脉注射给药和采血操作技术。

二、实验材料

手术剪、玻璃取血管、1 mL 注射器、10 mL 注射器、水合氯醛、戊巴比妥钠。

三、实验方法

1. 犬年龄的判断　判断犬的年龄,主要依靠犬牙齿的磨损和脱落情况。出生10 多天即生乳牙,2 个月后开始由门齿、犬齿、臼齿逐渐换为恒牙,8～10 个月恒牙换齐,但需要 1 年半以后牙齿才能生长坚实。年龄越大磨损越严重。

2. 犬的保定

(1) 犬站立保定法　犬站立保定时,保定者将一只胳膊置于犬颈下,以使前臂能安全固定住犬的头部,将另一只胳膊置于犬腹下或胸下,保定时将犬向实验人员胸部拉近。

(2) 犬蹲位保定法　犬蹲位保定时,保定者将一只胳膊置于犬颈下,将另一只胳膊绕在犬的后躯固定。

(3) 犬侧卧保定法　当犬站立时,从其背部一手抓住两前肢,另一只手抓住两后肢。将两只手的食指夹在所抓两犬腿之间,慢慢使犬腿离开桌面或地面,并使其身体背对着抓取者本人,而朝侧卧的方向慢慢倾斜。保定者前臂靠近犬头部并用力压犬头部的一侧,以限制犬头部的活动。

3. 犬的静脉给药方法　前肢内侧头静脉比较容易固定,作静脉注射时常用此静脉。由助手将动物固定,去除注射部位被毛,消毒。助手将注射部位用手握紧,使静脉充盈。操作者右手持连有 6 号针头的注射器与血管平行刺入静脉,回抽见血后放开压迫,操作者一手固定针头,一手慢慢推注射器注入药液。

还可用后肢外侧小隐静脉进行注射,此静脉在后肢胫部下 1/3 的外侧浅表的皮下,由前侧方向后行走。注射方法与前肢内侧头静脉注射方法相同。

4. 犬的采血方法

(1)后肢外侧小隐静脉采血和前肢内侧皮下头静脉采血 犬采用侧卧保定或固定在手术台上,将抽血部位的毛剪去,消毒。左手拇指和食指握紧剪毛区上部,使下肢静脉充盈,右手持针迅速刺入静脉,左手放松将针固定,抽血。每只犬一般采血 10～20 mL。

(2)颈静脉采血 将犬侧卧位固定,剪去颈部一侧被毛,消毒。将犬颈部拉直,使头部尽量向后方,左手拇指压住颈静脉入胸部的皮肤,使颈静脉充盈,右手持连有 7 号针头的注射器,向头部平行刺入血管。由于此血管不易固定,固定好血管是颈静脉采血的关键,取血后需压迫止血。

(3)股动脉采血 将犬卧位固定,伸展后肢向外拉直,暴露腹股沟,将此处动脉搏动的部位去毛,消毒,左手中指、食指探摸股动脉,在跳动部位固定好血管,右手持注射器,针头直接由跳动处刺入血管,回抽针栓即可抽取血液。取血后压迫止血。

四、注意事项

1. 要了解动物的习性,动物有无恶癖,并应在畜主的协助下完成。

2. 对待动物应有爱心,不要粗暴对待动物。

3. 保定动物时所选用具如绳索等应结实、粗细适宜,而且所有绳结应为活结,以便在危急时刻可迅速解开。

4. 保定动物时应根据动物大小选择适宜场地,地面平整,没有碎石、瓦砾等,以防动物损伤。

5. 无论是接近单个动物或畜群,都应适当限制参与人数,切忌一哄而上,以防惊吓动物。

6. 应注意个人安全防护。

五、复习思考题

1. 在保定过程中需要注意什么?

2. 犬常用的采血方法有哪几种?

实验十五　生物信号采集系统的使用及家兔血压的测定

一、实验目的

1. 掌握生物信号采集系统的使用方法。
2. 熟悉直接法检测家兔血压。
3. 了解生物信号采集系统的工作原理和基本构造。

二、实验材料

1. 实验动物　家兔。
2. 实验器材　生物信号采集系统、压力传感器、铁支架、动脉夹、电子天平、兔手术台、配套手术器械、注射器、三通管。
3. 实验药品　肾上腺素、肝素、生理盐水、碘酒、酒精、蒸馏水。

三、实验方法

1. 实验准备
(1) 麻醉和固定　麻醉家兔,当动物四肢松软,呼吸变深变慢,角膜反射迟钝时,表明动物已被麻醉,即可停止注射。将麻醉的家兔仰卧位固定于兔手术台上。
(2) 分离颈部神经、血管　颈部剪毛,沿颈部正中线切开皮肤5~7 cm,用止血钳钝性分离皮下组织及浅层肌肉,暴露和分离气管;分离左、右两侧颈总动脉(左颈总动脉尽量分离长些,以做动脉插管用);分离右侧的迷走神经、交感神经和减压神经。在分离的颈总动脉及神经下方各穿一不同颜色的线备用。并在减压神经下放一钩状记录电极,实验过程中应将电极悬空(但不要拉得过紧)。
(3) 插动脉插管　在左侧颈总动脉插入动脉插管。
2. 连接实验装置　计算机生物信号采集处理系统将动脉插管通过三通管与

血压换能器连接,血压换能器与计算机生物信号采集处理系统的压力通道连接;刺激电极与系统的刺激输出连接。启动计算机生物信号采集处理分析系统,按系统程序提示进行血压信号定标,调整放大增益。

3. 实验项目

(1) 记录正常情况下减压神经放电波形和动脉血压波形,观察二者变化关系,同时辨认血压波的一级波、二级波和三级波。

(2) 夹闭颈总动脉,用动脉夹夹闭右侧颈总动脉 10~15 s,观察血压与减压神经放电的变化。

(3) 牵拉颈总动脉,手持左侧颈总动脉上的远心端结扎线,向心脏方快速牵拉 3 s 观察血压与减压神经放电的变化。

(4) 抬高动物后肢,观察血压的变化。

(5) 刺激迷走神经外周端,待血压基本稳定后,结扎并剪断右侧迷走神经,电刺激迷走神经外周端,观察血压和心率的变化。待血压变化明显时停止刺激。

(6) 静脉注射肾上腺素,待血压基本稳定后,由耳缘静脉注入 1∶10 000 去甲肾上腺素 0.2~0.3 mL,观测血压与减压神经放电的变化。

四、注意事项

1. 麻醉药注射量要准,速度要慢,同时注意动物情况变化,以免过量引起动物死亡。如果实验时间过长,动物苏醒挣扎,可适量补充麻醉药。

2. 在整个实验过程中,要保持动脉插管与动脉方向一致,防止刺破血管或引起压力传递障碍。

3. 每项实验前要有观察对照,施加条件时要按"标记"。

4. 注意保护神经不要过度牵拉,并经常保持湿润。

5. 实验中,注射药物较多,注意保护耳缘静脉。

6. 实验结束后,必须结扎颈总动脉近心端后再拔除动脉插管。

五、复习思考题

1. 血压三级波形是什么样的?

2. 直接检测血压与间接检测血压有什么区别? 各自的优缺点是什么?

实验十六　生物信号采集系统的使用及家兔呼吸的测定

一、实验目的

1. 掌握生物信号采集系统的使用方法。

2. 熟悉直接法检测家兔呼吸及吸入 CO_2、缺氧、增大无效腔、乳酸、对家兔呼吸运动的影响。

3. 掌握吸入 CO_2、缺氧、增大无效腔、乳酸的作用机制。

二、实验材料

1. 实验动物　家兔。

2. 实验器材　兔手术台、计算机生物信号采集处理系统、哺乳类动物常用手术器械、照明灯、铁支架、双凹夹、气管插管、呼吸换能器、保护电极、球囊、注射器（20 mL、2 mL 各 1 支）、纱布、棉线。

3. 实验药品　25%氨基甲酸乙酯、3%乳酸溶液、生理盐水。

三、实验方法

1. 实验准备

（1）麻醉和固定　麻醉家兔，当动物四肢松软，呼吸变深变慢，角膜反射迟钝时，表明动物已被麻醉，即可停止注射。将麻醉的家兔仰卧位固定于兔手术台上。

（2）颈部手术　一名手术者持止血钳，从颈部正中线两侧平喉结处对称性提起皮肤，另一名手术者右手持组织剪，从甲状软骨沿正中线向下做 5～6 cm 皮肤切口至胸骨上缘。用血管钳沿正中线逐层分离皮下组织、筋膜和肌肉，即可见气管。用止血钳分离肌肉之间的结缔组织，然后用左手拇指和食指轻轻捏住分离的肌肉和皮肤，稍向外翻，用玻璃分针分离两侧迷走神经，分离出 2 cm 即可穿线备用。用血管钳分离气管周围的组织,使气管游离出来,在气管下穿一条棉线备用。于甲状软骨下 1～3 cm 处横切气管软骨环,再用剪刀沿正中线向头端剪开气管约 1 cm,使气管切口呈倒"T"形。将气管插管向肺方向插入气管内,用穿好的棉线将插管与气管结扎,同时将线固定于气管插管交叉处以防滑出。

2. 连接实验装置 气管插管的一个侧管连接一根 3 cm 左右的橡皮管,另一侧管连接呼吸换能器后连接到计算机生物信号采集处理系统。

3. 实验项目

(1) 观察正常的呼吸曲线 曲线向上为呼气,向下为吸气。

(2) 吸入 CO_2 对呼吸运动的影响 将制备的 CO_2 气囊上的出口与气管插管一侧管口相接,观察呼吸运动的变化。(时间约 30 s,不宜过长,防止窒息死亡。)

(3) 吸入气中氧浓度降低对呼吸运动的影响 将盛有纯氮的气袋与气管插管一侧相连,使动物吸入一定量氮气以降低吸入气体中氧的浓度,观察呼吸运动的变化。

(4) 增加无效腔对呼吸运动的影响 将一根 40～50 cm 长的橡皮管连于气管插管的一个侧管上,使无效腔增加,观察呼吸运动的变化。

(5) 增加血液的酸度对呼吸运动的影响 静脉缓慢注射 3% 乳酸 2 mL,观察呼吸运动的变化。

(6) 迷走神经在呼吸运动中的作用 描记一段正常呼吸运动曲线,先切断一侧迷走神经,观察呼吸运动的变化。再切断另一侧,观察呼吸运动的变化。用中等强度的电刺激一侧迷走神经中枢端,再观察呼吸运动的变化。

四、注意事项

1. 麻醉过程中,保持匀速缓慢地推注麻药,同时注意观察动物状态。
2. 气管插管应沿向肺方向进行。
3. 每一项目前后都应有正常呼吸运动曲线作为对照。

五、复习思考题

1. 如在切断迷走神经前以较大频率连续电刺激迷走神经,家兔呼吸运动将有何变化? 为什么?

2. 试述吸入 CO_2、缺氧和耳缘静脉注射乳酸对呼吸运动分别有何影响? 机制有何不同?

实验十七　生物信号采集系统的使用及骨骼肌收缩的测定

一、实验目的

1. 掌握生物信号采集系统的使用方法,坐骨神经-腓肠肌标本的制备方法。
2. 熟悉不同频率的刺激对肌肉收缩的影响。
3. 了解单收缩和强直收缩的产生机制。

二、实验材料

1. 实验动物　蟾蜍或蛙。
2. 实验器材　蛙类手术器械(粗剪刀、手术剪、手术镊、金属探针、玻璃分针、蛙板、玻璃板、蛙钉)、烧杯、滴管、手术线、污物缸铁支架、肌动器、张力换能器、计算机生物信号采集处理系统等。
3. 实验药品　任氏液。

三、实验方法

1. 制备坐骨神经-腓肠肌标本
(1) 破坏脑和脊髓　① 持蛙方法:左手握蟾蜍,背部向上。用食指按压其头部前端,拇指压住躯干的背部,使头向前俯。② 进针点(枕骨大孔):右手持金属探针,由两眼之间沿中线向后方划触,触及两耳后腺之间的凹陷处即是枕骨大孔的位置(强调枕骨大孔位置)。将金属探针由凹陷处垂直刺入,即可进入枕骨大孔。③ 破坏脑:将针尖向前刺入颅腔,在颅腔内搅动,以捣毁脑组织。如金属探针确在颅腔内,实验者可感到针触及颅骨。破坏脊髓:再将金属探针退至枕骨大孔,针尖转向后方,刺入椎管,以捣毁脊髓。彻底捣毁脊髓时,可看到蟾蜍后肢突然蹬直,然后瘫软(强调破坏完全的体征)。如动物仍表现四肢肌肉紧张或活动自如,必须重新重复一遍上述操作。

（2）剪除躯干上部及内脏　左手捏住蟾蜍脊柱,右手持粗剪刀在骶髂关节水平以上 0.5~1.0 cm 处(强调沿前肢后缘)横断脊柱,然后左手握后肢,用拇指压住骶骨。使其头与前肢自然下垂,右手持粗剪刀,沿脊柱两侧剪除内脏及头部,注意不要伤及坐骨神经干。

（3）剥皮　左手捏住脊柱断端的脊柱,右手捏住断端皮肤边缘,向下牵拉剥掉全部后肢皮肤。把标本浸泡在任氏液中,再清洗双手及用过的手术器械(强调这点,请学生思考原因)。

（4）分离两后肢　强调避开坐骨神经,用粗剪刀沿正中线将脊柱及耻骨联合中央剪开两侧后肢,并完全分离。将两后肢标本置于放有任氏液的烧杯中备用。

（5）游离坐骨神经　将一侧后肢的脊柱端腹面向上,趾端向外侧翻转,使其足底朝上,用蛙钉将标本固定在玻璃板下面的蛙板上。用玻璃分针沿脊神经向后分离坐骨神经。沿腓肠肌正前方的股二头肌和半膜肌(一定要指明位置)之间的裂缝,找出坐骨神经。坐骨神经基部,有一梨状肌盖住神经,用玻璃分针轻轻挑起此肌肉,便可看清下面穿行的坐骨神经。剪断梨状肌,完全暴露坐骨神经与其相连的脊神经。

用玻璃分针轻轻挑起神经,自前向后剪去支配腓肠肌之外的分支,将坐骨神经分离至腘窝处(强调分离足够长度)。分别用粗剪刀和手术剪剪去脊柱骨及肌肉,只保留坐骨神经发出部位的一小块脊柱骨。取下脊柱端的蛙钉,用手术镊轻轻提起脊柱骨的骨片,将神经搭在腓肠肌上。

（6）分离股骨头　左手捏住股骨,沿膝关节剪去股骨周围的肌肉,用粗剪刀自膝关节向前刮干净股骨上的肌肉。保留股骨的后 2/3(强调自膝关节以上约 1 cm),剪断股骨。

（7）游离腓肠肌　用手术镊在腓肠肌跟腱下穿线并结扎。提起结扎线,剪断肌腱与胫腓骨的联系,游离腓肠肌。

（8）制备完整的坐骨神经-腓肠肌标本　剪去膝关节下部的后肢,保留腓肠肌与股骨的联系,制备完整的坐骨神经-腓肠肌标本。标本应包括:坐骨神经、腓肠肌、股骨头和一段脊柱骨四部分。

2.　连接实验装置　把标本中的坐骨神经放置在肌槽上的金属针上,股骨固定在小孔中。腓肠肌上的手术丝线与张力换能器相连。强调腓肠肌要保持一定的紧张度,将张力换能器连入生物信号采集处理系统。打开计算机并点开桌面软件进入生物信号采集处理系统,点击任务栏中"实验项目→肌肉神经实验→刺激频率对肌肉收缩的影响",观察实验结果。

3. 实验项目

（1）单收缩　将刺激频率置于低频连续刺激，描记独立的或连续的单收缩曲线。

（2）不完全强直收缩　随着刺激频率逐次增加，描记出锯齿状的不完全强直收缩曲线。

（3）完全强直收缩　继续逐次增加刺激频率，直至描记出平滑的完全强直收缩曲线。

四、注意事项

1. 制备标本过程中，应给肌肉和神经随时滴加任氏液，保持湿润，以使标本保持正常的兴奋性。

2. 每次刺激标本后，必须让肌肉有一定的休息时间，防止标本疲劳。

3. 完全强直收缩时，让肌肉收缩达最大幅度后再停止刺激。

五、复习思考题

1. 试述坐骨神经-腓肠肌标本的制备过程。

2. 制备坐骨神经-腓肠肌标本需要注意哪些问题？

3. 请画出骨骼肌单收缩与强直收缩实验中实验仪器与标本连接的示意图。

实验十八 心电图机的使用及大鼠心电图检测

一、实验目的

1. 掌握心电图机的使用方法。
2. 熟悉大鼠心肌缺血模型制备方法。
3. 了解心电图机的工作原理和基本构造。

二、实验材料

1. 实验动物 SD 大鼠。
2. 实验器材 心电图机、电子天平、鼠板、配套手术器械。
3. 实验药品 异丙肾上腺素（规格为每 2 mL：1 mg）、水合氯醛（称量水合氯醛 3.5 g 加蒸馏水配置成 100 mL）、碘酒、酒精、蒸馏水。

三、实验方法

1. 熟悉心电图机的实际操作规范。
2. 大鼠心电图的检测如下：
（1）将 SD 大鼠称重，按给药量 1 mL/100 g 腹腔注射 3.5% 水合氯醛麻醉。
（2）将大鼠固定在鼠板上，四肢接电极，检测给药前大鼠心电图。
（3）大鼠皮下注射异丙肾上腺素造成心肌缺血，给药量为 5 mg/kg。
（4）5 min 后检测大鼠心电图，与手术前大鼠心电图做比较。

四、复习思考题

1. 异丙肾上腺素复制大鼠心肌缺血模型成功的标志是什么？
2. 心电图电极的插入顺序是什么？

实验十九　病理组织的取材

一、实验目的

掌握不同类型的病理组织取材与固定方法。

二、实验材料

镊子、取材刀，手术刀柄、刀片、不锈钢直尺、不锈钢碗、手术剪刀、取材板、一次性塑料包埋盒、塑胶手套、口罩等。

三、实验方法

1. 首先准备好所需的器械和固定液，对待取组织进行编号。

2. 将标本取出，注意观察脏器的形状、大小、颜色、硬度等，测量脏器的大小和病变范围。并做好详细的文字记录。

3. 取材位置的选取原则。病变特征区；病变与非病变交界区；主要病变以外的散在病变区；切除的大标本的深部及四周切缘区；可能有转移扩散的病变组织，如淋巴结、网膜等。

4. 取材组织块大小控制在 1.5 cm× 1.5 cm ×0.3 cm 以内。

5. 将取好的组织和号码放入一次性塑料包埋盒内盖好，放入固定液中。将取材剩下的组织返还至标本瓶，取材器械冲洗干净。

四、注意事项

1. 认真观察，取准标本病变部位，切勿漏取。

2. 取材时应注意防止人为因素的影响，如切取组织时应用锋利的刀、剪，避免用钝刀前后拉动或用力挤压组织。应避免使用有齿镊，同时夹取组织时动作应轻柔,不宜过度用力,以免挫伤或挤压组织,引起组织结构的变形。

3. 取材时应尽量避免坏死组织或凝血块,如有线结应拔除。如有组织钙化,应经脱钙后再取材。

4. 一般应在离体 30 min 内固定,越及时越好,组织块上如有血液、黏液、粪便等污物,应先用水冲洗干净再取材。

5. 固定液要充足,至少相当于标本总体积的 5 倍以上,标本容器及其口径应大小适当,使标本能以原形固定,避免过小使标本遭受挤压。

6. 固定的时间应视组织的结构不同和取材大小、厚薄决定,一般小组织 4～6 h,大组织 12～24 h 或更长,固定不当的组织,染色时常出现核染色质着色浅、轮廓不清或出现程度不等的片状发白区。

7. 有特殊要求的组织需用特殊的固定剂固定。

五、复习思考题

1. 组织固定常用的固定液是什么?
2. 组织取材时应注意的问题有哪些?

实验二十　病理组织的处理

一、实验目的

掌握病理组织的洗涤、脱水、透明、浸蜡、包埋过程。

二、实验材料

已经取材和固定好的组织标本,梯度脱水剂、透明剂和浸蜡剂一套,切片石蜡,脱水框,镊子。

三、实验方法

1. 洗涤　取出组织标本,用自来水进行冲洗或者浸泡,洗净固定液。

2. 脱水　将组织标本放入脱水框中,乙醇脱水的浓度顺序为 70%—80%—95% Ⅰ—95% Ⅱ—100% Ⅰ—100% Ⅱ。各级乙醇 30 min~4 h,视取材组织的结构和厚薄而定。无水乙醇有硬化组织的作用,时间不宜太长,一般不超过 2 h。脑组织、脂肪组织或疏松结缔组织,脱水时间要适当延长。

3. 透明　脱水后,将组织放于二甲苯 Ⅰ、二甲苯 Ⅱ 中进行透明处理,通常为10 min~1 h。

4. 浸蜡　一般经过三道熔点为 56~58 ℃的石蜡。浸蜡的时间:一般人体组织全程为4~6 h,小动物为 3~4 h。主要根据不同组织类型及其大小而定,对细胞密集,纤维成分少,如肝、肾应减少时间,含脂肪和纤维成分较多的组织需增加时间。浸蜡时石蜡在温箱内的温度应与石蜡的熔点相配合,温度不可过高或过低,过高会使组织高度收缩变脆,无法切片,过低则石蜡会凝固达不到浸蜡的作用。常规的做法是调节至略高于石蜡熔点 2~3 ℃。控制温度是浸蜡的关键。

5. 包埋　将液态的石蜡倒入金属包埋框中,再将浸好蜡的组织块放入底部,注意切面方向朝下放置,待石蜡凝固后去掉包埋框,完全冷却变硬后再修整蜡块。

四、注意事项

1. 冲洗的水不能过激,防止冲坏组织破坏其完整性。

2. 对小组织和脑组织一般采用浸泡为主,不主张用流水冲洗。

3. 组织脱水、透明和浸蜡过度,会造成组织过硬过脆,特别是小动物组织应严格控制。

4. 透明时,组织块不宜在二甲苯内久留,易使组织收缩、变脆,特别对小动物组织必须严格控制时间(各种器官的透明时间差异很大)。

5. 包埋时组织上的蜡要完全处于溶解状态;实质性脏器的组织应将最大切面朝下包埋;管腔、囊壁如皮肤、胆囊、胃肠等组织应竖包,将能看到的各个层面作切面朝下包埋;组织包埋面必须平整,多个组织包埋应处于同一水平。

五、复习思考题

1. 常用的脱水剂有哪些? 如何使用?

2. 常用的透明剂是什么? 如何使用?

实验二十一　病理组织切片技术

一、实验目的

1. 掌握组织病理石蜡切片技术。
2. 了解组织病理冰冻切片技术。

二、实验材料

轮转式切片机、冰冻切片机、摊片烤片机、毛笔、载玻片、镊子。

三、实验方法

1. 石蜡切片法
（1）准备好切片所需的器材。
（2）把切片放置在刀架上,固定紧。
（3）将蜡块固定在蜡块夹上,使蜡块的切面与刀口呈平行方向;修整蜡块,左手转推进器,右手转轮盘,直到把组织全部切出,暴露出组织的最大面。
（4）修整完成后,调节切片厚度,一般为 $3\sim5\ \mu m$。左手持毛笔,右手旋动切片机转把,蜡带出来之后,用毛笔轻轻托起,再用眼科镊轻镊蜡片,以正面放入展片箱中。其水温在 $45\ ℃$ 左右,摊平后用镊子轻轻将连续蜡片分开。
（5）左手持载玻片写编号的一端,垂直入水去贴附切片,右手用毛笔辅助推动,贴附至玻片右 1/3 与 2/3 处。
（6）切片贴附后,放在空气中稍晾干,即可进行烤片。一般来说,$90\ ℃$ 烘烤 $20\sim30\ min$。组织、皮肤组织须及时烤片。但对脑组织、脂肪组织待完全晾干后才能进行,这样可防止产生气泡而影响染色。
2. 冰冻切片法（恒温箱切片）
（1）调节恒冷箱的温度至 $-20\ ℃$ 左右,将组织直接置于包埋托上。

（2）滴加少量包埋剂甲基纤维素（OCT），待其遇冷固化后，在组织周围再滴加适量包埋剂，将组织包埋。

（3）组织冻结后，将组织固着器装到切片机上。调整组织的切面与刀刃平行，并贴近刀刃，将厚度调至合适位置后，关闭观察窗，初步修出组织切面后，放下抗卷板，开始切片。切片的厚度为 $6\sim8~\mu m$。

（4）切出的切片贴附于载玻片右 1/3 与 2/3 处。风干、固定后即可进行染色。

四、注意事项

1. 固定好蜡块和切片刀，且切片刀要锋利无缺口。如切片刀口不锋利，切片时会自行卷起或皱起，不能顺利连成长蜡带；如切片刀有缺口，易造成切片断裂、破碎、不完整及刀痕等现象，不利于切片和观察。

2. 组织切片机各个零件和螺丝应旋紧。切片刀应固定牢固，否则将会产生振动，以致出现切片厚薄不匀和横皱纹等现象。

3. 切片时摇动旋转轮的转动速度不可过快，用力应均匀，平稳。

4. 展平所切组织时的水温在 $42\sim48~℃$ 之间，一般 $45~℃$ 最宜；漂片缸应及时清理水中的蜡屑等杂物，以防污染切片。

五、复习思考题

1. 切片的主要步骤有哪些?

2. 切片的每一步应如何操作?

实验二十二　病理组织切片的染色

一、实验目的

掌握病理组织染色技术。

二、实验材料

染色架、恒温烘箱、秒表、盖玻片、通风橱。

三、实验方法

苏木素-伊红染色称为常规染色,又称 HE 染色。本实验用此法。

1. 用二甲苯Ⅰ、Ⅱ脱蜡各 5~20 min。
2. 依次放入无水乙醇、95%乙醇各 1 min,自来水洗 1 min。
3. 将切片浸入配置好的苏木素液内 5~10 min,自来水洗 1 min。
4. 用 1%盐酸乙醇分化 5~10 s,自来水洗 1 min。
5. 用温水(50 ℃左右)反蓝 1 min,自来水洗 1 min。
6. 用伊红染色 10~30 s,自来水洗 1 min。
7. 用 95%乙醇洗 1 min。
8. 用无水乙醇Ⅰ、Ⅱ各洗 1 min。
9. 用二甲苯Ⅰ、Ⅱ各洗 1 min。
10. 滴加中性树胶,盖上盖玻片封固。

染色结果:细胞核呈蓝色,细胞质、纤维结缔组织、红细胞等呈红色或粉红色。

四、注意事项

1. 组织切片脱蜡应充分彻底,脱蜡不净是影响染色的重要原因之一。

2. 应根据染片的多少及染液的新鲜程度掌握染色时间的长短。

3. 苏木素染色后的分化处理要适度，分化过度，细胞核染色浅，形态不清；分化不足，则细胞核染色过深，影响观察。

4. 切片染色后酒精脱水时应从低浓度到高浓度，低浓度酒精对伊红有分化作用，因此时间要短；而在高浓度酒精中应逐步延长脱水时间，以免因脱水不彻底而致切片发雾，使显微镜下组织结构模糊不清。

5. 不同的组织选用针对性较强的方法进行染色，才能提高染色质量。

五、复习思考题

1. 常用的染色方法有哪些？其染色有哪几步？
2. HE 染色时应注意什么？

实验二十三　基础培养基的制备

一、实验目的

1. 掌握配制培养基的一般方法和步骤和灭菌方法。
2. 熟悉高压蒸汽灭菌锅的操作方法。

二、实验材料

1 mol/L NaOH、1 mol/L HCl、pH 试纸(pH 5.5～9.0)、培养皿、试管、吸管、酒精灯、天平、三角烧瓶、烧杯、量筒、玻棒、接种环、牛角匙、棉花、纱布、牛皮纸、记号笔、麻绳、高压蒸汽灭菌锅、电烘箱等。

三、实验方法

培养基的配制以牛肉膏蛋白胨培养基为例：

1. 称量　牛肉膏蛋白胨培养基一般作细菌培养用。按培养基配方比例(表7)，依次准确地称取牛肉膏、蛋白胨、NaCl 放入烧杯中。牛肉膏常用玻棒挑取，放在小烧杯或表面皿中称量，用热水溶化后倒入烧杯。牛角匙称取一种药品后，需洗净、擦干，再称取另一药品，以免造成药品交叉污染。将称好的琼脂放入已溶化的药品中，再加热溶化，在琼脂溶化的过程中，需不断搅拌，以防琼脂糊底使烧杯破裂。最后补足所失的水分。

表 7　牛肉膏蛋白胨培养基配方

牛肉膏	3 g	蛋白胨	10 g
NaCl	5 g	琼脂	15～20 g
水	1 000 mL	pH	7.4～7.6

2. 溶化　在上述烧杯中可先加入少于所需要的水量，用玻棒搅匀，在电炉上

加热使其溶解,边加热边搅拌。待完全溶解后,再补充水分到所需的量。

3. 调节 pH 在未调 pH 前,先用精密 pH 试纸测量培养基的原始 pH,如果 pH 偏酸,用滴管向培养基中逐滴加入 1 mol/L NaOH,边加边搅拌,并随时用 pH 试纸测其 pH,直至 pH 达 7.6。若偏碱,则用同样的方法滴加 1 mol/L HCl 进行调节。

4. 分装 将配制的培养基分装入试管内或三角瓶内。分装试管,其量不超过管容积的 1/5,灭菌后制成斜面;分装三角瓶,其量不超过容积的 1/2。

5. 加塞 培养基分装完毕后,在试管口或三角瓶口上塞上棉塞,以阻止外界微生物进入培养基内而造成污染,并保证有良好的通气性能。应使棉塞长度的 1/3 在试管口外,2/3 在试管口内。

6. 包扎 加塞后,将全部试管用橡皮筋捆扎好,再在棉塞外保一层牛皮纸或报纸,以防止灭菌时冷凝水润湿棉塞,其外再用橡皮筋扎好。并用记号笔注明培养基名称与日期。

7. 高压蒸汽灭菌

(1) 加水 首先将内层灭菌筒取出,再向外层锅加入适量的水,使水面与三角搁架相平为宜。

(2) 装料 将装料桶放回锅内,装入待灭菌的物品。三角瓶与试管口端均不要与桶壁接触,以免冷凝水淋湿包口的纸而透入棉塞。

(3) 加盖 将盖上的排气软管插入内层灭菌桶的排气槽内。再以两两对称的方式同时旋紧相对的两个螺栓。

(4) 排气 通电加热,并同时打开排气阀,使水沸腾以排除锅内的冷空气。一般认为,当水沸后约 5 min,表明锅内空气已排净。

(5) 升压、保压 待冷空气完全排尽后,关上排气阀,让锅内的温度随蒸汽压力增加而逐渐上升,当锅内压力升到所需压力时,控制热源,维持压力至所需时间。

(6) 降压 灭菌所需时间到后,切断电源,让灭菌锅内温度自然下降,当压力表的压力降至 0 时,打开排气阀,旋松螺栓,打开盖子,取出灭菌物品。倒掉锅内剩水。

8. 搁置斜面 将灭菌的试管培养基冷至 50 ℃左右,将试管棉塞端搁在木条上。

9. 倒平板 将培养基溶化,待冷至 55～60 ℃时,将几种培养基分别倒平板,每种培养基倒三皿。

(1) 手持法 右手持盛培养基的试管或三角瓶,置火焰旁,左手拿培养皿并松动试管塞或瓶塞,用手掌边缘和小指、无名指夹住拔出。如果试管内或三角瓶内的培养基一次可用完,则管塞或瓶塞不必夹在手指中。瓶口在火焰上灭菌,左手将培养皿盖在火焰附近打开一条缝,迅速倒入培养基约 15 mL,加盖后,轻轻摇动培养皿,使培养基均匀分布,平置于桌面上,待凝后即可成平板。

(2) 皿架法　将培养皿叠放在火焰附近的桌面上,用左手的食指和中指夹住管塞并打开培养皿,再注入培养基,摇匀后制成平板。

10. 无菌试验　将已灭菌的培养基,置无菌试管内,放在 37 ℃ 孵箱中培养 24 h,将取出的灭菌培养基放入 37 ℃ 温箱培养 24 h,无菌者方可使用。

四、注意事项

1. 培养基要严格按配方配制,装培养基的容器不能用铁、铜等材质的容器,某些特殊成分(如染料、胆盐、指示剂等)应在矫正 pH 后加入。

2. 蛋白胨很易吸潮,在称取时动作要迅速。

3. 在加热溶化时注意溶液不能溢出瓶外,否则会影响培养基的营养成分,若水分蒸发,应补足失去的水分。

4. 调节 pH 不要过头,以免回调。否则,将会影响培养基内各离子的浓度。对于有些要求 pH 较精确的微生物,其 pH 的调节可用酸度计进行。

5. 培养基分装过程中注意不要使培养基沾在管口或瓶口上,以免沾污棉塞而引起污染。

6. 高压灭菌时要注意物品不要过多,加热后要排除冷空气,到降压回零时取物。装有培养基的容器放置时要防止液体溢出,瓶塞不要紧贴桶壁,以防冷凝水沾湿棉塞。

五、复习思考题

1. 培养基配置好后,为什么必须立即灭菌? 如何检验是否合格?

2. 高压蒸气灭菌开始之前,为什么要将锅内冷空气排尽?

3. 灭菌完毕后,为什么要待降到压力为 0 时才能打开排气阀,开盖取物?

实验二十四　病原微生物接种技术

一、实验目的

掌握微生物实验的无菌操作和细菌的平板划线方法,分离单个微菌落。

二、实验材料

灭菌培养皿、接种环、酒精灯、记号笔、标签、火柴、无菌水、试管架等。

三、实验方法

1. 手持接种环在酒精灯外焰灼烧灭菌。
2. 待接种环稍冷却后,在培养皿中轻轻挑取少许细菌菌落。
3. 打开无菌的培养皿,将接种环轻轻地在培养基中划线。
4. 将接种环再一次灼烧灭菌,稍冷却后,在培养基空白处划线,与第一次划线部位少许重叠,盖上培养皿。
5. 将接种环再一次在酒精灯外焰灼烧灭菌。
6. 贴上标签、培养皿置于 37 ℃ 中培养 24 h。

四、注意事项

1. 细菌接种过程中需注意无菌操作,避免污染,因此每一步操作均需严格按要求进行。操作时不宜说话或将口鼻靠近培养基表面,以免呼吸道排出的细菌污染培养基。

2. 所有操作均需在酒精灯火焰附近进行,培养皿盖、试管塞、瓶塞均应拿在手上打开(具体见前述),禁止将盖或塞事先取下放置在桌面上。

3. 取菌种前灼烧接种针(环)时要将镍铬丝烧红,烧红的接种针(环)稍事冷却后再取菌种,以免烧死菌种。

4.取菌时注意菌落不要取得太多,应是蘸取而不宜刮取,否则平板划线很难分离出单个菌落。

5.平板划线时注意掌握好划线的力度和角度,用力不能过重,接种环和培养基表面呈 30°～40°角,划线要密而不重复,充分利用培养基,并注意不能划破平板。半固体培养基接种时注意穿刺线要直,并沿原穿刺线退出。

6.接种完毕后,需在培养基上做好标记再放置温箱孵育。废弃的有菌材料(如玻片、有菌的平板、试管、吸管等)均需灭菌后再清洗。发生有菌材料污染应及时进行消毒处理。

五、复习思考题

1.常用细菌的接种方法有哪几种?
2.在细菌接种的过程中应注意事项有哪些?

实验二十五　免疫血清制备方法

　　抗体的制备中常需要给动物注射抗原性物质（如细菌、病毒、类毒素等），经过免疫一定时间后，血清中可以产生大量的特异性抗体，而该血清称为免疫血清。免疫血清可以广泛应用于传染病的诊断、预防和治疗等方面，对肿瘤治疗及相关科研工作也具有重要意义。

　　免疫血清的制备包括制备抗原、免疫动物、采血、分离血清、免疫血清的纯化、鉴定等步骤。抗体的产生通常与抗原的质和量、动物种类以及接种途径和程序有密切关系，根据抗原的不同种类来选择适宜的动物种类和免疫方法。

一、实验目的

掌握免疫血清制备的基本实验原理和基本操作。

二、实验原理

　　抗原可刺激机体对应的 B 淋巴细胞增殖、分化形成浆细胞，并分泌特异性抗体。而抗原刺激机体后，针对该抗原分子表面不同抗原决定簇产生多种抗体。抗原进入机体的数量、途径、免疫间隔时间、次数等都可以影响机体对抗原的免疫应答。

　　本实验用绵羊红细胞（SRBC）为抗原来免疫家兔，采血并分离血清，即可获得抗绵羊红细胞抗体（抗-SRBC）。有补体存在时，SRBC 与抗-SRBC 抗体结合可出现红细胞溶解，因此抗-SRBC 抗体又称为溶血素。

三、实验材料

1. 实验动物　健康成年雄性家兔（2～3 kg）、健康绵羊。
2. 实验试剂　碘酒、75% 乙醇、无菌生理盐水、保存液等。
3. 实验器材　无菌三角瓶、离心管、吸管、注射器、离心机。

四、实验方法

(一) 抗原的制备

1. 采血。用 2.5% 碘酒、75% 乙醇消毒绵羊皮肤,从颈静脉抽血,注入含有玻璃珠的三角瓶内,摇动三角瓶,脱纤维抗凝,置于冰箱中,可保存数周。

2. 洗涤血球。无菌手续取抗凝绵羊血于离心管中,加入适量生理盐水,2 000 r/min 离心 5 min 后,弃上清液。再加入 2~3 倍的生理盐水,并用毛细滴管反复吹打混匀,2 000 r/min 离心 5 min,弃上清液。如此连续洗 3 次,第三次离心沉淀 10 min,直至上清液透明无色再弃去上清液,留密集红细胞备用。

3. 用生理盐水将红细胞配成需要的浓度,即吸取 1 mL 上述红细胞加生理盐水 9 mL,备用。

(二) 免疫动物

1. 取健康雄性家兔若干只(根据需要而定),具体的免疫程序见表 8。

2. 效价评定。末次免疫后第 7 天试血,耳静脉采血 1 mL,分离血清,做免疫溶血试验,滴定溶血素效价达 1 : 2 000 以上可取血,分离血清,放等量甘油防腐,分装无菌安瓿,贮于 4 ℃冰箱备用。若效价不够理想,可再注射抗原,再做效价评定,直至达到要求为止。

表 8　绵羊红细胞免疫家兔的程序

日期	剂量(mL)	途径
第 1 天	10%SRBC 悬液 0.5	皮内
第 3 天	10%SRBC 悬液 1.0	皮内
第 5 天	10%SRBC 悬液 1.5	皮内
第 7 天	10%SRBC 悬液 2.0	皮内
第 9 天	10%SRBC 悬液 2.5	皮内
第 12 天	20%SRBC 悬液 1.0	静脉
第 15 天	20%SRBC 悬液 2.0	静脉

(三) 取血

可以采用心脏采血法或颈动脉取血法。

1. 心脏采血法　① 家兔仰面,四肢缚于动物固定架上(或由助手抓住四肢固定）。② 剪去左胸部皮肤的兔毛,用碘酒、酒精消毒心前区皮肤。③ 用左拇指摸到胸骨剑突处,食指及中指放在右胸处轻轻向左挤心脏,并使心脏固定于左胸侧位置。在胸骨左缘外侧 1～2 cm、3～4 肋间处,触摸到心脏搏动最强的部位,选择心跳最明显处进针。④ 用 50 mL 注射器(连接 16 号针头),倾针 45°角,对准心搏最强处刺入心脏抽血。⑤ 将抽取的血液立即注入无菌三角烧瓶中,待凝固后分离血清。

2. 颈动脉放血法　① 家兔仰卧同上固定,头部略放低以暴露颈部,剃毛及消毒皮肤。② 沿颈部中线切开皮肤约 10 cm,分离皮下组织,直至暴露出气管两侧的胸锁乳突肌。③ 于动脉下套入 2 根黑丝线,分别置于远心及近心端,结扎远心端的丝线,近心端的动脉用血管夹夹住。④ 用尖头小剪刀在 2 根丝线间的动脉壁上剪丝线结扎固定放于血管上,以防放血管滑脱。⑤ 松开血管夹,使血液流入灭菌三角烧瓶中。

（四）收获血清

将三角烧瓶中的血液置 37 ℃温箱 1 h,再置 4 ℃冰箱内 3～4 h。待血液凝固、血块收缩后,用毛细滴管吸取血清,于 3 000 r/min 离心 15 min,取上清液,加入防腐剂(终浓度 0.01% 硫柳汞或 0.02% 叠氮钠),分装后置 4 ℃冰箱中保存备用,或置于 -20 ℃以下冻存备用。

五、注意事项

1. 注意无菌操作,并尽可能多地采集血清。
2. 实验室制备抗体时,若血清的需要量不大,宜选择小动物免疫,以便于管理。
3. 用细胞性抗原制备抗体时,多选用静脉注射途径免疫。免疫的次数、间隔时间以及试血时间均可随实验安排进行适当调整。
4. 免疫血清制备操作中要区别皮内注射和皮下注射。
5. 心脏采血时,取血部位要准确,以免过多破坏心肌组织。
6. 免疫用实验动物的抗体反应性个体差异较大,因此免疫时至少应选用 2 只以上动物,不能使用妊娠动物。
7. 在免疫方法的选择上可采用多点注射法免疫动物。即于家兔脊柱两旁选 6～7 点皮下注射,同时于两侧肩部(或臂部)各注射一处。每点注射 0.2 mL,间隔 2 周后再于上述部位选不同点同上注射,也可产生高效价的免疫血清。

六、复习思考题

1. 免疫血清的制备过程中,为什么要洗涤绵羊红细胞?
2. 免疫血清的制备过程中,为什么要多次免疫动物?

附　表

附表1　常见消毒剂及应用

类别	名称	常用浓度	用途、用法	备　注
酚类	来苏儿（甲酚皂溶液）	1%～2%	用于体表、手指、器械消毒。浸泡	有特异性臭味；禁用于奶畜、蛋禽、待宰畜禽、食品加工厂、操作车间消毒
		5%	用于排泄物、地面消毒。喷洒	
	复合酚（农乐、农福等）	0.5%～1%，必要时增加浓度	用于对严重污染的环境、车辆、用具消毒。喷洒、浸泡	稀释用水温度≥8 ℃；禁与碱性药物接触，严禁使用喷过农药的器具喷洒本品
醇类	乙醇	70%～75%	用于手指、皮肤、注射针头、小件器械消毒。涂擦、浸泡	浸泡时间不少于30 min；密闭保存
碱类	烧碱（氢氧化钠）	2%～4%	用于圈舍、场地、轮胎、雨靴、饲槽等消毒。喷洒、浸泡；特别适用于病毒性传染病的消毒	对多种病原体和寄生虫、虫卵有很好的杀灭作用，且不易产生抗药性；消毒后要用清水冲洗干净；对人畜皮肤、铝、棉、毛、漆制品有损害；热溶液效果更好，密闭保存
	生石灰（氧化钙）	10%～20%	常用于涂刷圈舍墙壁，也可用于排泄物、环境消毒	先用1∶1的水将生石灰变成粉末状的熟石灰后再使用，现配现用，禁止和人畜体表接触

续表

类别	名称	常用浓度	用途、用法	备 注
醛类	甲醛（福尔马林）	10%	用于排泄物、用具消毒。喷洒	对人畜刺激性大，致癌性强。应慎用或不用。熏蒸后应通风换气，禁用于活畜禽
		每 m³ 空间用福尔马林 20 mL	用于孵化室等密闭空间消毒。加高锰酸钾或加热熏蒸 24 h	
	戊二醛	2%碱性溶液	用于不能加热的器械、物品消毒。浸泡 20 min	刺激性稍小，不能熏蒸，其他同甲醛
强氧化剂	过氧乙酸	5%溶液每 m³ 2.5 mL	用于密闭实验室、食品加工车间、仓库、实验室等消毒。喷雾，密闭 4 h 以上	能腐蚀多种金属，有漂白作用；应现配现用；分解产物对人畜和环境无害，且消毒谱广，用药量少，方法简便
		0.3%溶液每 m³ 30 mL	用于带畜禽消毒，也可用于场地消毒。喷雾	
	高锰酸钾	0.1%溶液	外用，冲洗皮肤、黏膜及创伤、溃疡	现用现配
		0.05%～0.1%	用于雏禽饮水消毒	
	过氧化氢溶液（双氧水）	3%溶液	用于化脓性创面的冲洗	
表面活性剂	新洁尔灭（苯扎溴铵）	0.1%溶液	用于手指、皮肤、手术器械等消毒。浸泡	忌与碘制剂、过氧化物、肥皂同用，不适于粪污、皮革消毒
		0.01%～0.05%	用于子宫、阴道、膀胱冲洗	
	癸甲溴铵（百毒杀）	0.002%～0.01%	用于饮水消毒	本品性质稳定，杀菌力强、速效、广谱，不易受有机物影响。不可与其他表面活性剂同用
		0.015%～0.05%	用于环境消毒。喷洒、冲洗	
		0.025%～0.05%	带畜禽消毒。喷洒、冲洗	

续表

类别	名称	常用浓度	用途、用法	备　注
卤素类消毒剂	漂白粉(含氯石灰)	干粉	和粪便、被污染土壤1:4拌和消毒	刺激性强,氧化能力强,不得与金属制品、有色织物、易燃易爆品同放一处,现用现配
		5%～20%混悬液	用于环境消毒、喷洒	
		每升水中加0.3～1.5 g	饮水消毒	
	二氯异氰尿酸钠(优氯净、卫效等)	干粉	和粪便、污染土壤1:4混合	不受有机物影响,广泛用于水、食品加工厂的器械、餐具等消毒,注意事项同漂白粉
		0.5%～1%	环境消毒、喷洒、浸泡、擦拭等	
		每升水中加1 g	饮水消毒	
	碘酒	1%,3%～5%	人皮肤、小创口消毒,动物皮肤、注射部位、手术部位、创口、绷带等消毒	对人皮肤腐蚀性、刺激性强
	百毒消(碘伏、络合碘)		可用于饮水消毒,皮肤黏膜消毒,冲洗伤口、子宫、外阴等	对皮肤刺激性小,消毒效果好,价格较贵,不适于环境消毒

附表2　常见洗涤剂及应用

洗涤剂名称	用　途	
铬酸洗液	① 5 g重铬酸钾＋100 mL浓硫酸 ② 5 g重铬酸钾＋5 mL水＋100 mL浓硫酸 ③ 80 g重铬酸钾＋1 000 mL水＋100 mL浓硫酸 ④ 200 g重铬酸钾＋500 mL水＋500 mL浓硫酸	广泛用于玻璃仪器的洗涤,非常适合于清除顽固性污染物
5%草酸溶液	用数滴硫酸酸化,可洗涤高锰酸钾痕迹	
45%尿素洗涤液	为蛋白质的良好溶剂,可洗涤蛋白质制及血样的容器	
5%～10%磷酸三钠溶液	可洗涤油污物	
5%～10%EDTA-Na$_2$溶液	加热煮沸可洗玻璃仪器内壁的白色沉淀物	

续表

洗涤剂名称	用　途
有机溶剂	丙酮、乙醇、乙醚等可脱油脂、脂溶性染料等痕迹；二甲苯可洗油漆的污垢
30%硝酸溶液	洗涤微量滴管及 CO_2 测定仪器
乙醇与浓硝酸的混合液	滴定管中加 3 mL 乙醇，然后沿管壁慢慢加入 4 mL 浓硝酸盖住管口，利用所产生的氧化氮洗净滴定管
强碱性洗涤液	氢氧化钾的乙醇溶液和含高锰酸钾的氢氧化钠溶液，可清除容器内壁的污垢，但对玻璃仪器的腐蚀性较强，使用时时间不宜过长
浓盐酸	可除去容器上的水垢或无机盐沉淀

附表3　不同给药途径之间剂量换算估计值

给药途径	静脉	口服	皮下注射	肌肉注射	腹腔注射
生物利用度估计	全部入血循环，无吸收过程	25%～30%	40%～50%	80%左右	80%～85%
与静脉的剂量之比	—	3.3～4倍	2～2.5倍	1.25倍左右	1.18～1.25倍
与口服的剂量之比	0.25～0.33	—	0.5～0.6	0.32～0.4	0.3～0.35

附表4　常用麻醉药的用法、剂量及作用特点

麻醉剂	动物	给药方法	剂量(mg/kg)	常用浓度	维持时间
戊巴比妥钠	猫、犬、兔	静脉	30	3%	2～4 h中途加1/5量，可维持1 h以上，麻醉力强，易抑制呼吸
		腹腔	40～50	3%	
	大鼠、小鼠、豚鼠	腹腔	40～50	2%	
苯巴比妥钠	犬	腹腔	80～100	3%	2～4 h
		静脉	70～120	3%	
	兔	腹腔	150～200	3%	

麻醉剂	动物	给药方法	剂量（mg/kg）	常用浓度	维持时间
巴比妥钠	犬	静脉	225	10%	
	兔	腹腔	200	6%	
	大鼠、小鼠、豚鼠	皮下	200	6%	
硫喷妥钠	犬	静脉	20~25	2%	15~30 min，麻醉力强，宜缓慢注射
	兔、猫	静脉	7~10	2%	
	大鼠	腹腔	40	1%	
	小鼠	腹腔	15~20	1%	
氯醛糖	兔	静脉	80~100	2%	3~4 h，诱导期不明显
	大鼠	腹腔	50	2%	
氨基甲酸乙酯	犬、兔	腹腔、静脉	750~1 000	20%~25%	
	大鼠、小鼠	腹腔	1 500~2 000	5%~10%	
乌拉坦	兔	静脉	750~1 000	30	2~4 h，毒性小，主要适用小动物的麻醉
	大鼠、小鼠	皮下或肌肉	800~1 000	20	
乙醚	各种动物	吸入			实验过程中持续吸入麻醉剂，麻醉时间由实验而定。

附表5　各种组织的脱水、透明、浸蜡时间

程序	项目	尸检或大动物组织的时间分配	小动物的时间分配
1	75%乙醇	时间长短均可	时间长短均可
2	85%乙醇	2~4 h	1~2 h
3	90%乙醇	2~4 h	1~2 h
4	90%乙醇	2~4 h	1~2 h
5	95%乙醇	2~4 h	30 min~1 h
6	95%乙醇	2~4 h	30 min~1 h
7	无水乙醇	2 h	30 min
8	无水乙醇	2 h	30 min

程序	项目	尸检或大动物组织的时间分配	小动物的时间分配
9	二甲苯	1~2 h	10 min
10	二甲苯	1~2 h	10 min
11	石蜡 56~60 ℃	1~2 h	30 min
12	石蜡 56~60 ℃	2~4 h	1 h
13	石蜡 56~60 ℃	3~6 h	1 h

参 考 文 献

[1] GB19489—2008,实验室生物安全通用要求[S].2008.

[2] WS233—2017,病原微生物实验室生物安全通用准则[S].2017.

[3] GB50346—2011,生物安全实验室建筑技术规范[S].2011.

[4] 高福,王子军.病原微生物实验室生物安全培训指南[M].北京:人民卫生出版社,2015.

[5] 钱之玉.药理学实验与指导[M].3版.北京:中国医药科技出版社,2015.

[6] 高华.药理学实验方法[M].北京:中国医药科技出版社,2012.

[7] 李涛,朱坤杰.医学机能实验学[M].2版.北京:科学出版社,2017.

[8] 严杰,刘慧萍.医学机能学实验教程[M].北京:中国中医药出版社,2013.

[9] 杜军.医学基础实验教程:医学化学实验分册[M].2版.北京:人民卫生出版社,2013.

[10] 冯志强.医学基础实验教程:医学机能学实验分册[M].2版.北京:人民卫生出版社,2013.

[11] 龙汉安.医学基础实验教程:医学形态学实验分册[M].2版.北京:人民卫生出版社,2013.

[12] 丁伟,王德田.简明病理学技术[M].杭州:浙江科学技术出版社,2014.

[13] 朴英突,林贞花.分子病理生物学实验技术指南[M].北京:人民军医出版社,2015.

[14] 刘红.病理检验技术[M].2版.北京:高等教育出版社,2015.

[15] 梁英杰,凌启波,张威.临床病理学技术[M].北京:人民卫生出版社,2011.

[16] 王德田,董建强.实用现代病理学技术[M].北京:中国协和医科大学出版社,2012.

[17] 彭瑞云,李杨.现代实验病理技术[M].北京:军事医学科学出版社,2012.

[18] 杨革.微生物学实验教程[M].3版.北京:科学出版社,2015.

[19] 周德庆,徐德强.微生物学实验教程[M].3版.北京:高等教育出版社,2013.

[20] 杨民和.微生物学实验[M].北京:科学出版社,2015.

［21］ 徐顺清,刘衡川. 免疫学检验［M］. 2 版. 北京:人民卫生出版社,2015.

［22］ 邬于川. 医学基础实验教程:病原生物学与免疫学实验分册［M］. 2 版. 北京:人民卫生出版社,2013.

［23］ 柳忠辉,吴雄文. 医学免疫学实验技术［M］. 2 版. 北京:人民卫生出版社,2014.

［24］ 孙文长,杨淑凤. 组织细胞培养技术［M］. 北京:人民卫生出版社,2016.

［25］ 蔡绍京,魏文科,姚瑞芹. 细胞生物学与医学遗传学实验教程［M］. 2 版. 北京:科学出版社,2014.

［26］ 何国庆,张伟. 食品微生物检验技术［M］. 北京:中国质检出版社,2013.

［27］ 王廷华,李官成,Xin-Fu Zhou. 抗体理论与技术［M］. 3 版. 北京:科学出版社,2013.

［28］ M. R. 格林,J. 萨姆布鲁克. 分子克隆实验指南［M］. 4 版. 北京:科学出版社,2017.

［29］ 药立波. 医学分子生物学实验技术［M］. 3 版. 北京:第四军医大人民卫生出版社,2014.

［30］ 叶琪浓. 现代分子生物学技术及实验技巧［M］. 北京:化学工业出版社,2015.